Arzneimittellehre

Arzneimittellehre

Kompakte Darstellung des Fachgebiets unter Berücksichtigung der Ausbildungs- und Prüfungsverordnung für die Berufe in der Krankenpflege

8. Auflage

WEISSE REIHE

Mit Textbeiträgen von Ursula Baum und Pia Steinfartz

Redaktionelle Bearbeitung und Aktualisierung von Antje Jelinek

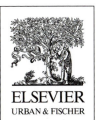

URBAN & FISCHER

München · Jena

Zuschriften und Kritik an:
Elsevier GmbH, Urban & Fischer Verlag, Karlstr. 45, 80333 München, pflege@elsevier.de

Wichtiger Hinweis für den Benutzer
Die Erkenntnisse in Pflege und Medizin unterliegen laufendem Wandel durch Forschung und klinische Erfahrungen. Herausgeber und Autoren dieses Werkes haben große Sorgfalt darauf verwendet, dass die in diesem Werk gemachten therapeutischen Angaben dem derzeitigen Wissensstand entsprechen. Das entbindet den Nutzer dieses Werkes aber nicht von der Verpflichtung, anhand weiterer schriftlicher Informationsquellen zu überprüfen, ob die dort gemachten Angaben von denen in diesem Buch abweichen und seine Verordnung in eigener Verantwortung zu treffen.

Die Nennung von Pharmapräparaten (Frei- und/oder Handelsnamen) ist aufgrund des Charakters dieses Werkes und der Vielzahl verfügbarer Präparate nicht auf Vollständigkeit ausgerichtet und nicht mit einer Wertung verbunden. Geschützte Warennamen sind in der Regel durch ein ® gekennzeichnet. Aus dem Fehlen kann jedoch nicht automatisch geschlossen werden, dass es sich um einen freien Namen handelt.

Um den Textfluss nicht zu stören, wurde bei Patienten und Berufsbezeichnungen die grammatikalisch maskuline Form gewählt. Selbstverständlich sind in diesen Fällen immer Frauen und Männer gemeint.

Bibliografische Information der Deutschen Nationalbibliothek
Die Deutsche Nationalbibliothek verzeichnet diese Publikation in der Deutschen Nationalbibliografie; detaillierte bibliografische Daten sind im Internet über http://dnb.d-nb.de abrufbar.

Alle Rechte vorbehalten
1. Auflage 1993 – 5. Auflage 1999: erschienen im Verlag Haus & Gross
6. Auflage 2002: erschienen im Urban & Fischer Verlag
7. Auflage 2004
8. Auflage 2009
© Elsevier GmbH, München
Der Urban & Fischer Verlag ist ein Imprint der Elsevier GmbH.

09 10 11 12 13   5 4 3 2 1

Das Werk einschließlich aller seiner Teile ist urheberrechtlich geschützt. Jede Verwertung außerhalb der engen Grenzen des Urheberrechtsgesetzes ist ohne Zustimmung des Verlages unzulässig und strafbar. Das gilt insbesondere für Vervielfältigungen, Übersetzungen, Mikroverfilmungen und die Einspeicherung und Verarbeitung in elektronischen Systemen.

Planung und Lektorat: Martina Lauster, Jeanine von Lacroix, München
Redaktion: Susan Sedlick, München
Herstellung: Kerstin Wilk, Leipzig
Satz: abavo GmbH, Buchloe/Deutschland, TNQ, Chennai/Indien
Druck und Bindung: Uniprint International, Meppel
Zeichnungen: Karl Heppe, Wiesbaden; Susanne Adler (A400-157)
Umschlaggestaltung: SpieszDesign, Büro für Gestaltung, Neu-Ulm
Titelzeichnung: Christine Krebber, Wiesbaden

Printed in The Netherlands
ISBN 978-3-437-26126-8

Aktuelle Informationen finden Sie im Internet unter www.elsevier.de und www.elsevier.com

Vorwort

Der Band „Arzneimittellehre" aus der bewährten WEISSEN REIHE wurde für die nun vorliegende neue Auflage vollständig aktualisiert und überarbeitet. Sämtliche Medikamente wurden überprüft und auf den derzeitigen Stand gebracht.

Wie gewohnt bietet das Buch eine leicht verständliche und prägnante Darstellung des Prüfungsstoffes. Ziel ist es, durch eine kompakte und dennoch vollständige Aufbereitung der pharmakologischen Lerninhalte eine straffe Prüfungsvorbereitung zu ermöglichen. Farbige Gestaltung, übersichtliche Tabellen und einprägsame Abbildungen ermöglichen ein gezieltes Lernen.

Die 8. Auflage wurde speziell den veränderten Prüfungsmodalitäten angepasst. So finden Sie am Ende des Buches ein Fallbeispiel mit Fragen und Lösungen. Zusätzlich bieten wir Ihnen eine umfangreiche Fragensammlung mit über 200 Prüfungsfragen zur Wissensüberprüfung online auf unserem Pflegeportal (www.pflegeheute.de) an.

Wir hoffen, dass das Buch eine Hilfe bei der Erarbeitung dieses interessanten Stoffgebietes darstellt und wünschen allen unseren Leserinnen und Lesern viel Erfolg beim Examen!

München im Sommer 2008

Elsevier GmbH
Urban & Fischer Verlag

Inhaltsverzeichnis

1	Grundbegriffe	1
2	**Bestimmungen aus dem Arznei- und Betäubungsmittelrecht**	3
2.1	Bestimmungen aus dem Arzneimittelrecht	3
2.1.1	Aufgaben des Arzneimittelgesetzes	3
2.1.2	Begriffsbestimmungen des Arzneimittelgesetzes	3
2.1.3	Anforderungen an Arzneimittel	4
2.1.4	Kennzeichnung	5
2.1.5	Gebrauchsinformation	5
2.1.6	Herstellung von Arzneimitteln	5
2.1.7	Apothekenwesen	5
2.1.8	Arzneimittelabgabe	6
2.1.9	Lagerung und Haltbarkeit von Arzneimitteln	6
2.1.10	Arzneimittelzulassungen	7
2.1.11	Haftung für Arzneimittelschäden	8
2.1.12	Werbung für Arzneimittel	8
2.2	Bestimmungen aus dem Betäubungsmittelrecht	8
2.2.1	Betäubungsmittel im Sinne des Betäubungsmittelgesetzes	8
2.2.2	Betäubungsmittelverschreibung	9
3	**Therapie- und Arzneiformen**	13
3.1	Therapieformen	13
3.1.1	Kausale Therapie	13
3.1.2	Symptomatische Therapie	13
3.1.3	Substitutionstherapie	13
3.1.4	Placebotherapie	14
3.2	Arzneiformen	14
3.2.1	Gasförmige Arzneiformen	14
3.2.2	Flüssige Arzneiformen	14
3.2.3	Halbfeste Arzneiformen	15
3.2.4	Feste Arzneiformen	15
4	**Pharmakokinetik**	17
4.1	Applikationsarten	18
4.1.1	Lokale Applikation	18
4.1.2	Enterale Applikation	18
4.2	Resorption	22
4.2.1	Resorptionsmechanismen	22
4.2.2	Veränderung der Resorptionsgeschwindigkeit	22
4.3	Verteilung	23
4.3.1	Verteilungsräume (Kompartimente) im Organismus	23
4.3.2	Plasmaeiweißbindung	24
4.3.3	Kumulation	24
4.4	Elimination	25
4.4.1	Biotransformation (Metabolismus)	25
4.4.2	Ausscheidung (Exkretion)	25
4.5	Pharmakokinetische Wechselwirkungen	26
5	**Pharmakodynamik**	27
5.1	Rezeptorvermittelte Arzneimittelwirkungen	27
5.1.1	Agonismus	27
5.1.2	Antagonismus	28
5.2	Andere Wirkmechanismen von Arzneimitteln	29
5.3	Dosierung	29
5.3.1	Dosis-Wirkungs-Beziehung	30
5.3.2	Toleranz und Tachyphylaxie	31
5.4	Chronopharmakologie	32
5.5	Pharmakodynamische Wechselwirkungen	32
6	**Unerwünschte Arzneimittelwirkungen**	35
6.1	Toxische Nebenwirkungen	35
6.2	Allergische Reaktionen	35
6.3	Unerwünschte Wirkungen während Schwangerschaft und Stillzeit	36
6.3.1	Teratogene Arzneimittel	36
6.3.2	Weitere unerwünschte Wirkungen in der Schwangerschaft	37
6.3.3	Unerwünschte Wirkungen in der Stillzeit	37
7	**Analgetika**	39
7.1	Physiologie des Schmerzes	39
7.1.1	Schmerzentstehung	39
7.1.2	Schmerzqualitäten	39
7.1.3	Körpereigenes schmerzhemmendes System	40
7.1.4	Medikamentöse Schmerzlinderung	40
7.1.5	Anwendung der Analgetika	41
7.2	Nicht-opioide Analgetika	42
7.2.1	Salicylsäure-Derivate	42
7.2.2	Paracetamol	43
7.2.3	Pyrazol-Derivate	43
7.2.4	Nichtsteroidale Antirheumatika (NSAR)	44
7.2.5	COX-II-Hemmer (Coxibe)	45
7.3	Opioide Analgetika	46
7.3.1	Wirkungen der Opioid-Analgetika	46
7.3.2	Sehr starke und starke Opioid-Analgetika	46
7.3.3	Schwache Opioid-Analgetika	47
8	**Am vegetativen Nervensystem wirksame Pharmaka**	49
8.1	Grundlagen	49
8.1.1	Willkürliches und unwillkürliches Nervensystem	49

8.1.2	Neurotransmitter des vegetativen Nervensystems	50
8.2	Am Parasympathikus wirksame Pharmaka	51
8.2.1	Direkte Parasympathomimetika	52
8.2.2	Indirekte Parasympathomimetika	53
8.2.3	Parasympatholytika	54
8.3	Am Sympathikus wirksame Pharmaka	55
8.3.1	Direkte Sympathomimetika	57
8.3.2	Indirekte Sympathomimetika	59
8.3.3	Direkte Sympatholytika	60
8.3.4	Indirekte Sympatholytika (Antisympathotonika)	62

9 Schlafmittel (Hypnotika und Sedativa) — 65
- 9.1 Benzodiazepine — 66
- 9.2 Imidazopyridine — 67
- 9.3 H_1-Antihistaminika — 68
- 9.4 Clomethiazol — 68
- 9.5 Chloralhydrat — 69

10 Psychopharmaka — 71
- 10.1 Tranquillanzien — 71
- 10.1.1 Benzodiazepine — 72
- 10.2 Neuroleptika — 73
- 10.2.1 Klassische Neuroleptika — 73
- 10.2.2 Atypische Neuroleptika — 74
- 10.3 Antidepressiva — 75
- 10.3.1 Tri- und tetrazyklische Antidepressiva — 76
- 10.3.2 MAO-Hemmstoffe — 76
- 10.3.3 Selektive angreifende Antidepressiva — 77
- 10.3.4 Lithium — 78
- 10.4 Psychostimulanzien — 79
- 10.4.1 Amphetamine — 79
- 10.4.2 Coffein — 80

11 Antiepileptika (Antikonvulsiva) — 81
- 11.1 Wirkprinzip der Antiepileptika — 81
- 11.2 Benzodiazepine — 81
- 11.3 Barbiturate — 82
- 11.4 Hydantoine — 83
- 11.5 Valproinsäure — 83
- 11.6 Andere Antikonvulsiva — 84

12 Antiparkinsonmittel — 85
- 12.1 Wirkprinzip der Antiparkinsonmittel — 85
- 12.2 Wirkstoffe, die die Dopaminkonzentration im ZNS erhöhen — 85
- 12.3 Dopaminagonisten — 86
- 12.4 Anticholinergika — 87
- 12.5 NMDA-Antagonisten — 88

13 Anästhetika — 89
- 13.1 Narkotika — 89
- 13.1.1 Inhalationsnarkotika — 89
- 13.1.2 Injektionsnarkotika — 90
- 13.2 Lokalanästhetika — 90

14 Spasmolytika und Muskelrelaxanzien — 93
- 14.1 Spasmolytika — 93
- 14.1.1 Parasympatholytika — 94
- 14.1.2 Muskulotrope Spasmolytika — 94
- 14.2 Muskelrelaxanzien — 95
- 14.2.1 Depolarisierende Muskelrelaxanzien — 96
- 14.2.2 Stabilisierende Muskelrelaxanzien — 97
- 14.2.3 Weitere Muskelrelaxanzien — 98

15 Diuretika — 99
- 15.1 Harnbildung — 99
- 15.1.1 Bildung des Primärharns (Vorharn) — 99
- 15.1.2 Bildung des Sekundärharns (Endharn) — 100
- 15.1.3 Hormone, die die Diurese steuern — 101
- 15.2 Wirkprinzip der Diuretika — 101
- 15.2.1 Osmotische Diuretika — 102
- 15.2.2 Carboanhydrase-Hemmer — 102
- 15.2.3 Thiazide — 103
- 15.2.4 Schleifendiuretika — 103
- 15.2.5 Kalium sparende Diuretika — 104

16 Antihypertensiva — 105
- 16.1 Allgemeines Therapieregime der Hypertonie — 105
- 16.2 Sympathikushemmende Stoffe — 106
- 16.2.1 α- und β-Rezeptorenblocker (direkte Sympatholytika) — 106
- 16.2.2 Antisympathotonika (indirekte Sympatholytika) — 106
- 16.3 Nicht am Sympathikus angreifende Stoffe — 107
- 16.3.1 Vasodilatatoren — 107
- 16.3.2 Kalziumantagonisten — 108
- 16.3.3 Arzneimittel, die über das Renin-Angiotensin-System wirken — 108
- 16.3.4 Diuretika — 110
- 16.4 Medikamentöse Stufentherapie der Hypertonie — 110
- 16.4.1 Therapie des hypertensiven Notfalls — 111

17 Antiarrhythmika — 113
- 17.1 Ursachen und Formen von Rhythmusstörungen — 113
- 17.1.1 Ursachen von Rhythmusstörungen — 113
- 17.1.2 Formen von Rhythmusstörungen — 113
- 17.2 Antiarrhythmika gegen tachykarde Rhythmusstörungen — 114
- 17.2.1 Natriumkanalblocker (Klasse I) — 114

17.2.2	β-Blocker (Klasse II)	115
17.2.3	Kaliumantagonisten (Klasse III)	115
17.2.4	Kalziumantagonisten (Klasse IV)	116
17.3	Antiarrhythmika gegen bradykarde Rhythmusstörungen	117
17.3.1	β-Sympathomimetika	117
17.3.2	Parasympatholytika	117

18 Koronartherapeutika ... 119
- 18.1 Wirkprinzip der Koronartherapeutika ... 119
- 18.2 Nitrate ... 120
- 18.3 Andere Koronartherapeutika ... 121

19 Pharmaka zur Therapie der Herzinsuffizienz ... 123
- 19.1 ACE-Hemmer ... 123
- 19.2 Herzglykoside ... 124
- 19.3 Andere Pharmaka zur Behandlung der Herzinsuffizienz ... 127
- 19.3.1 Diuretika ... 127
- 19.3.2 β-Blocker ... 127
- 19.3.3 Katecholamine ... 128
- 19.3.4 Phosphodiesterase-Hemmer ... 128

20 Mittel zur Beeinflussung der Blutgerinnung ... 129
- 20.1 Antikoagulanzien ... 130
- 20.1.1 Heparin ... 130
- 20.1.2 Cumarinderivate ... 131
- 20.2 Thrombozytenaggregationshemmer ... 132
- 20.3 Fibrinolytika ... 133
- 20.4 Antifibrinolytika ... 135

21 Antiasthmatika ... 137
- 21.1 Antiphlogistika ... 138
- 21.1.1 Glukokortikoide ... 139
- 21.1.2 Anti-Leukotriene ... 139
- 21.2 Broncholytika ... 140
- 21.2.1 $β_2$-Sympathomimetika ... 140
- 21.2.2 Parasympatholytika ... 140
- 21.2.3 Theophyllin ... 141
- 21.3 Stufenplan zur Dauertherapie des Asthma bronchiale ... 142
- 21.4 Therapie des akuten Asthma-Anfalls ... 142

22 Expektoranzien und Antitussiva ... 143
- 22.1 Expektoranzien ... 143
- 22.1.1 Sekretolytika ... 143
- 22.1.2 Mukolytika ... 143
- 22.1.3 Sekretomotorika ... 144
- 22.2 Antitussiva ... 144

23 Magen-Darm-Therapeutika ... 145
- 23.1 Antiemetika ... 145
- 23.1.1 H_1-Antihistaminika ... 145
- 23.1.2 Serotoninantagonisten ... 145
- 23.1.3 Prokinetika ... 146
- 23.2 Magenschutzmittel ... 146
- 23.2.1 Antazida ... 147
- 23.2.2 H_2-Rezeptorenblocker ... 148
- 23.2.3 Protonenpumpenhemmer ... 148
- 23.2.4 Antibiotika ... 149
- 23.3 Pankreasfermente ... 149
- 23.4 Antidiarrhoika ... 150
- 23.4.1 Ersatz von Flüssigkeit und Elektrolyten ... 150
- 23.4.2 Ruhigstellen des Darms ... 150
- 23.5 Laxanzien ... 151
- 23.5.1 Quellstoffe ... 151
- 23.5.2 Osmotische Laxanzien ... 152
- 23.5.3 Hydragoge Abführmittel ... 152

24 Hormone ... 155
- 24.1 Kortikoide ... 155
- 24.1.1 Glukokortikoide ... 155
- 24.1.2 Mineralkortikoide ... 158
- 24.1.3 Aldosteron-Antagonisten ... 158
- 24.2 Schilddrüsenhormone, Jodid und Thyreostatika ... 159
- 24.2.1 Thyreostatika ... 159
- 24.2.2 Schilddrüsenhormone ... 161
- 24.2.3 Jodid ... 161
- 24.3 Sexualhormone ... 162

25 Antidiabetika ... 165
- 25.1 Insuline ... 165
- 25.1.1 Alt- und Normalinsuline ... 166
- 25.1.2 Verzögerungsinsuline (Depotinsuline) ... 167
- 25.1.3 Insulinanaloga ... 167
- 25.2 Orale Antidiabetika ... 168
- 25.3 Formen der Stoffwechselentgleisung ... 169
- 25.3.1 Hyperglykämisches Koma (Diabetisches Koma) ... 170
- 25.3.2 Hypoglykämischer Schock ... 170

26 Hormonelle Antikonzeptiva ... 173
- 26.1 Menstruationszyklus ... 173
- 26.2 Ovulationshemmer ... 174
- 26.3 Minipille ... 175
- 26.4 Postkoitalpille ... 175
- 26.5 Andere Arzneiformen ... 175
- 26.6 Nebenwirkungen ... 176
- 26.7 Kontraindikationen ... 176

27	**Antiinfektiva**	179	**29**	**Infusionstherapie**	199
27.1	Antibiotika und Chemotherapeutika	179	29.1	Verteilung von Wasser und Elektrolyten im Körper	199
27.1.1	Penicilline	180			
27.1.2	Cephalosporine	182	29.1.1	Flüssigkeitsräume im Körper	199
27.1.3	Sulfonamide und Trimethoprim	182	29.1.2	Flüssigkeitsverteilung zwischen den Kompartimenten	200
27.1.4	Aminoglykoside	183			
27.1.5	Tetracycline	184	29.1.3	Regulierung der Menge des Gesamtkörperwassers	200
27.1.6	Makrolide und Lincosamine	185			
27.1.7	β-Laktam-Antibiotika mit speziellen Indikationen	186	29.1.4	Störungen des Flüssigkeits- und Elektrolythaushaltes	201
27.1.8	Gyrasehemmer	187	29.2	Infusionslösungen zum Ausgleich von Wasser- und Elektrolytstörungen	201
27.1.9	Chloramphenicol	187			
27.2	Antituberkulotika	188	29.3	Infusionslösungen zur parenteralen Ernährung	202
27.3	Virostatika	189			
27.3.1	Reverse Transkriptase-Hemmer	190	29.4	Infusionslösungen zum Ausgleich von Störungen im Säure-Basen-Haushalt	202
27.3.2	Nukleosidanaloga	190			
27.3.3	Neuraminidase-Hemmer	190	29.5	Infusionslösungen und Bluttransfusionen zum Volumenersatz	203
27.4	Antimykotika	191			
27.4.1	Antimykotika mit breitem Wirkspektrum	191			
27.4.2	Antimykotika mit schmalem Wirkspektrum	192	**30**	**Dermatika**	205
			30.1	Dermatika-Grundlagen	205
28	**Zytostatika**	193	30.2	Wirkstoffe in Dermatika	206
28.1	Alkylanzien	194	30.3	Wundversorgung	207
28.2	Antimetabolite	194			
28.3	Mitosehemmstoffe	195	**31**	**Fallbeispiel mit Aufgaben**	209
28.4	Antibiotika	196	1	Der Fall	209
28.5	Hormone	197	2	Aufgaben zum Fallbeispiel	209
28.6	Umgang mit Zytostatika	197	3	Erwartungshorizont	210
28.7	Radioaktive Substanzen	198			
				Register	217

KAPITEL 1

Grundbegriffe

Die Arzneimittellehre (Pharmakologie) ist die Lehre von den Arzneimittelwirkungen im menschlichen Organismus.

Die Behandlung von Leiden mithilfe von Arzneimitteln stellt neben der chirurgischen Therapie seit jeher einen der Grundpfeiler der Krankheitsbekämpfung dar. Grundlegendes Wissen über Aufnahme, Verteilung, Verhalten eines Stoffes im Körper, Wirkprinzip, Abbau und Ausscheidung sind unabdingbare Voraussetzungen für einen verantwortungsbewussten Umgang mit Medikamenten.

Definitionen

Zum allgemeinen Verständnis der Pharmakologie (Arzneimittellehre) ist die Kenntnis einiger Grundbegriffe notwendig.

Wichtige Definitionen
- **Wirkstoff:** Substanz, die in einem Organismus eine Wirkung hervorruft
- **Arzneistoff:** Wirkstoff, der zur Vorbeugung, Besserung, Heilung oder Erkennung einer Erkrankung dienen kann
- **Arzneiform:** Bestimmte Zubereitungsform eines Arzneistoffes
- **Charge:** Arzneimittel, die in einem einheitlichen Herstellungsgang gewonnen wurden
- **Wirkstärke:** Maß für die zum Erreichen einer Wirkung nötige Dosis; je höher die Wirkstärke, desto geringer die nötige Dosis
- **Wirksamkeit:** zu erreichender Maximaleffekt eines Arzneimittels
- **Pharmakokinetik:** Verhalten eines Arzneimittels im Organismus und zeitlicher Verlauf der Wirkung (Aufnahme, Verteilung und Ausscheidung)
- **Pharmakodynamik:** pharmakologische Wirkungen eines Arzneimittels im Organismus sowie Ursache der Wirkung
- **Gift:** Wirkstoff, der eine schädliche Wirkung auslöst; bei vielen Arzneistoffen entscheidet die Dosis über eine giftige Wirkung.

❙❙   Für die meisten Arzneimittel gilt: Nur die Dosis macht das Gift.   ❙❙

KAPITEL 2

Bestimmungen aus dem Arznei- und Betäubungsmittelrecht

Der Umgang mit Arznei- und Betäubungsmitteln unterliegt strengen Regeln, die im Arzneimittelrecht und Betäubungsmittelrecht festgelegt sind.

2.1 Bestimmungen aus dem Arzneimittelrecht

Das Arzneimittelrecht regelt Fragen der Ein- und Ausfuhr, Herstellung, Verarbeitung, klinischen Prüfung, Zulassung, Abgabe, Überwachung, Haftung und Unbedenklichkeit von Arznei- und Betäubungsmitteln. Die Grundlagen des Arzneimittelrechtes sind Voraussetzung für den Gebrauch von Arzneimitteln. Das Arzneimittelrecht ist im **Arzneimittelgesetz** (letzte Neufassung von 2001) festgeschrieben.

2.1.1 Aufgaben des Arzneimittelgesetzes

Das Arzneimittelgesetz soll im Einzelnen folgende Aufgaben erfüllen:
- Regelung von Qualität, Unbedenklichkeit und Wirksamkeit von Arzneimitteln für Mensch und Tier
- Ordnung der Zulassung, Registrierung, Verkehr und behördlichen Überwachung von Arzneimitteln
- Bestimmung über die klinische Prüfung von Arzneimitteln, Verfallsdaten, Beobachtung und Auswertung von Arzneimittelrisiken und -nebenwirkungen
- Schutz des Verbrauchers vor Arzneimittelrückständen in Lebensmitteln
- Bestimmung des Rahmens, in dem über Arzneimittel informiert und geworben werden darf
- Festlegung von Straf- und Bußgeldvorschriften.

2.1.2 Begriffsbestimmungen des Arzneimittelgesetzes

Das Arzneimittelgesetz enthält wichtige Definitionen bzw. Begriffsbestimmungen.

Arzneimittel

Arzneimittel sind Stoffe, die durch Anwendung am oder im menschlichen oder tierischen Körper Folgendes bewirken sollen:
- Beschwerden oder Krankheiten heilen, lindern oder verhüten (Medikamente)
- Funktion und Zustand des Körpers aufzeigen (z.B. Kontrastmittel)
- Körpereigene Wirkstoffe ersetzen (z.B. Insulin, Kortison)
- Krankheitserreger, Parasiten oder körperfremde Stoffe bekämpfen (z.B. Antibiotika, Virostatika, Antimykotika)
- Den seelischen Zustand des Körpers beeinflussen (z.B. Psychopharmaka)
- Die Funktion des Körpers beeinflussen (z.B. Schlafmittel, Anabolika, „Pille").

Der Gesetzgeber definiert Arzneimittel weitergehend als allgemein angenommen. So gilt auch chirurgisches Nahtmaterial als Arzneimittel.

❚❚ Der Begriff Arzneimittel ist nicht gleichbedeutend mit dem des Pharmakons. ❚❚

Das Wort **Pharmakon** stammt aus dem Griechischen und bedeutet sowohl Heilmittel als auch Gift.

Fertigarzneimittel

Fertigarzneimittel werden im Voraus hergestellt und in einer für den Verbraucher bestimmten Verpackung in Verkehr gebracht.

Wirkstoffe

Wirkstoffe sind Stoffe, die einen Effekt hervorrufen, wenn sie einem Organismus zugeführt werden. Sie sind die wirksamen Bestandteile eines Arzneimittels.

Blutzubereitungen

Blutzubereitungen sind Arzneimittel, die aus Blut gewonnene Bestandteile enthalten (z.B. Blutkonserven, Thrombozytenkonzentrate, Immunglobuline, Gerinnungsfaktoren).

Immunsera (Antisera, Sera)

Immunsera werden aus dem Blut oder den Organen von Lebewesen gewonnen. Sie enthalten spezifische **Antikörper** (z.B. Tetanushyperimmunglobulin), wegen der sie auch eingesetzt werden. Sie können den Verlauf einer Infektionskrankheit abschwächen.

Impfstoffe

Impfstoffe enthalten **Antigene** und sollen bei Mensch und Tier die Produktion von Antikörpern zum Infektionsschutz einleiten.

Radioaktive Arzneimittel

Radioaktive Arzneimittel geben radioaktive Strahlung ab und dienen hierdurch der Diagnostik oder Therapie (z.B. radioaktives Jod zur Therapie von Schilddrüsentumoren).

Charge

Unter Charge versteht man die in einem einheitlichen Herstellungsgang gewonnene Menge an Arzneimittel.

Unerwünschte Arzneimittelwirkungen (Nebenwirkungen)

Nebenwirkungen sind unerwünschte Begleiterscheinungen, die beim ordnungsgemäßen Gebrauch eines Arzneimittels auftreten können.

2.1.3 Anforderungen an Arzneimittel

Im Arzneimittelgesetz sind allgemeine Anforderungen an Arzneimittel festgeschrieben. So ist es zum Beispiel verboten:
- Bedenkliche Arzneimittel in den Verkehr zu bringen, deren schädliche Wirkungen im Verhältnis zur Hauptwirkung über ein vertretbares Maß hinausgehen
- Arzneimittel minderer Qualität in den Verkehr zu bringen

- Arzneimittel mit irreführenden Bezeichnungen zu versehen
- Arzneimittel mit abgelaufenem Verfallsdatum in den Verkehr zu bringen.

2.1.4 Kennzeichnung

Es besteht eine Kennzeichnungspflicht bei Arzneien. Insbesondere müssen folgende Angaben auf dem Behältnis oder der **Verpackung** angebracht sein:
- Bezeichnung des Arzneimittels
- Verfallsdatum und Herstellungsdatum, ggf. Chargenbezeichnung
- Hersteller mit Anschrift
- Zulassungsnummer (Zul.-Nr.)
- Darreichungsform (Tabletten, Tropfen, Dragees, Suppositorien)
- Inhalt (Gewicht, Anzahl)
- Wirksame Bestandteile
- Hinweise über die Einordnung (z.B. „Apothekenpflichtig", „Verschreibungspflichtig")
- Art der Anwendung
- Hinweise über gentechnologisch gewonnene Arzneimittel.

2.1.5 Gebrauchsinformation

Fertigarzneimittel dürfen zudem nur mit einer **Gebrauchsinformation** (im „Beipackzettel") in den Verkehr gebracht werden. Diese Packungsbeilage muss enthalten:
- Hersteller mit Anschrift
- Bezeichnung des Arzneimittels
- Wirksame Bestandteile nach Art und Menge
- Darreichungsform und Inhalt (Gewicht, Rauminhalt, Stückzahl)
- Anwendungsgebiete
- Gegenanzeigen
- Nebenwirkungen
- Wechselwirkungen mit anderen Mitteln
- Dosierungsanleitung
- Art und Dauer der Anwendung
- Hinweis, dass nach Ablauf des Verfalldatums das Mittel nicht mehr angewendet werden soll
- Hinweis, dass das Mittel für Kinder unzugänglich aufzubewahren ist.

❙❙ Jedes Fertigarzneimittel muss eine ausführliche Gebrauchsinformation beinhalten. **❙❙**

2.1.6 Herstellung von Arzneimitteln

Wer Arzneimittel gewerbs- oder berufsmäßig zum Zwecke der Abgabe an andere herstellen will, bedarf einer Erlaubnis durch die zuständige Behörde.

Ausnahme
- Apothekeninhaber
- Träger eines Krankenhauses, soweit er Arzneimittel abgeben darf.

2.1.7 Apothekenwesen

Den Apotheken obliegt die Sicherstellung der ordnungsgemäßen **Arzneimittelversorgung** der Bevölkerung. Der Betrieb einer Apotheke unterliegt der behördlichen Aufsicht.

Aufgaben der Apotheke
- Herstellung von Arzneimitteln
- Prüfung von Arzneimitteln
- Aufbewahrung von Arzneimitteln
- Ordnungsgemäße Abgabe von Arzneimitteln.

❚❚ Die meisten Arzneimittel dürfen nur über eine Apotheke abgegeben werden. ❚❚

2.1.8 Arzneimittelabgabe

Es werden drei Arten der Arzneimittelabgabe unterschieden. Man unterscheidet frei verkäufliche von apotheken- und rezeptpflichtigen Arzneimitteln.

Frei verkäufliche Arzneimittel

Hierunter versteht man Arzneien, die in Apotheken, Drogerien oder Großmärkten mit Drogerieanschluss **rezeptfrei** abgegeben werden.

Beispiele
- Vitaminpräparate, Knoblauchpillen
- Heilwässer
- Pflaster, Verbandstoffe.

Apothekenpflichtige Arzneimittel

Apothekenpflichtig sind alle nicht verschreibungspflichtigen Stoffe, die aber nur über eine **Apotheke** abgegeben werden dürfen. Nach Beratung bzw. auf eigenen Wunsch kann ein Konsument ein apothekenpflichtiges Arzneimittel in der Apotheke erwerben.

Beispiele
- Acetylsalicylsäure (z.B. Aspirin®)
- Paracetamol (z.B. ben-u-ron®).

Verschreibungspflichtige Arzneimittel

Verschreibungspflichtige Arzneimittel dürfen nur gegen **ärztliches Rezept** und ausschließlich in Apotheken abgegeben werden. Verschreibungspflichtig sind Arzneimittel dann, wenn ihre Anwendung der ärztlichen Überwachung bedarf oder durch ihren Missbrauch die Gesundheit massiv gefährdet werden kann. Auf dem ärztlichen Rezept, das eine Gültigkeitsdauer von max. 3 Monaten hat, muss stehen:
- Name, Berufsbezeichnung und Anschrift des Arztes
- Datum und eigenhändige Unterschrift
- Name des Patienten
- Name und Menge des Arzneimittels.

Beispiele
- Digitoxin, z.B. Digimerck®, Metoprolol, z.B. Beloc ZOK®.

2.1.9 Lagerung und Haltbarkeit von Arzneimitteln

Auf jeder Ampulle und jeder Packung steht das Verfallsdatum. Ist dieses Datum überschritten, sind diese Medikamente der Apotheke zurückzugeben. Manche Arzneien sind lichtgeschützt zu lagern, da sie bei Lichteinstrahlung Einbußen in ihrer Wirksamkeit haben. Einige Pharmaka müssen kühl gelagert werden, z.B. Insuline und Impfstoffe.

2.1.10 Arzneimittelzulassungen

Seit 1978 müssen Fertigarzneimittel, die neu auf den Markt kommen sollen, ein Zulassungsverfahren durchlaufen. Für die Zulassung müssen pharmazeutische Qualität, Wirksamkeit und Unbedenklichkeit vom pharmazeutischen Unternehmer (Hersteller) belegt werden.

Neben dem nationalen Zulassungsverfahren in Deutschland wurden durch Verordnungen und Richtlinien der Europäischen Kommission zwei neue Zulassungsverfahren für Arzneimittel geschaffen, das zentrale Zulassungsverfahren und das dezentrale Zulassungsverfahren.

Nationales Arzneimittelzulassungsverfahren

Fertigarzneimittel dürfen in der Bundesrepublik Deutschland nur in den Verkehr gebracht werden, nachdem sie die zuständige Bundesoberbehörde zugelassen hat. Die Zulassung von Arzneimitteln ist durch das Arzneimittelgesetz geregelt. Die zuständigen Behörden sind das **Bundesinstitut für Arzneimittel und Medizinprodukte** bzw. das **Paul-Ehrlich-Institut** (für Sera und Impfstoffe).

Bevor ein Arzneimittel zugelassen wird, müssen umfangreiche Unterlagen vorliegen über:
- Bestandteile
- Indikation
- Darreichungsform
- Gegenanzeigen, Nebenwirkungen und Wechselwirkungen
- Pharmakologische Prüfung
- Klinische Prüfergebnisse
- Sachverständigengutachten.

Die Zulassung von Arzneimitteln unterliegt in Deutschland einem extrem aufwendigen Verfahren. Gerade die pharmakologische und klinische Prüfung ist sehr zeit- und kostenintensiv.

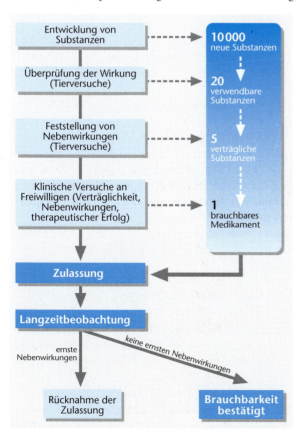

Abb. 2.1 Entwicklung neuer Arzneimittel.

Zentrales Zulassungsverfahren

Bei diesem Verfahren wird die Zulassung eines Arzneimittels nicht von einer nationalen Zulassungsbehörde, sondern von der Kommission in Brüssel erteilt. Diese Genehmigung wird einer Zulassung durch die oberste Bundesbehörde gleichgestellt. Daraus folgt: Arzneimittel mit europäischer Zulassung dürfen in Deutschland ohne Weiteres in Verkehr gebracht werden.

Dezentrales Zulassungsverfahren

Bei diesem Zulassungsverfahren handelt es sich um ein gegenseitiges Anerkennungsverfahren. Ist ein Arzneimittel bereits in einem anderen Mitgliedstaat der Europäischen Union zugelassen worden, so muss diese Zulassung innerhalb von 90 Tagen von den deutschen Zulassungsbehörden anerkannt werden, wenn nicht schwerwiegende Gründe entgegenstehen.

2.1.11 Haftung für Arzneimittelschäden

Im Arzneimittelgesetz sind auch Haftungsfragen und Schadenersatzansprüche geregelt. Der pharmazeutische Unternehmer haftet für die von ihm in Verkehr gebrachten Arzneimittel. Eine Schadenersatzpflicht besteht beispielsweise in folgenden Fällen:
- Schädigende Wirkungen eines Arzneimittels, die über ein vertretbares Maß hinausgehen und ihre Ursache im Entwicklungs- und Herstellungsprozess haben
- Fehlerhafte Gebrauchsinformationen.

2.1.12 Werbung für Arzneimittel

Für Arzneimittel ist jegliche irreführende Werbung verboten. Für verschreibungspflichtige Arzneimittel, Schlafmittel und Psychopharmaka darf nur in Fachkreisen, die berufsmäßigen Umgang mit Arzneimitteln haben, geworben werden, z.B. in Fachzeitschriften oder Fachbüchern.

▌ Für verschreibungspflichtige Arzneimittel darf nur in Fachkreisen geworben werden. ▌

2.2 Bestimmungen aus dem Betäubungsmittelrecht

Das Betäubungsmittelgesetz regelt den Verkehr mit Betäubungsmitteln und die strafrechtlichen Folgen bei Verstößen gegen die Vorschriften des Betäubungsmittelgesetzes.

2.2.1 Betäubungsmittel im Sinne des Betäubungsmittelgesetzes

Unter Betäubungsmitteln versteht man Wirkstoffe, die **suchterzeugende** Eigenschaften besitzen. Wegen der Suchtgefahr wird der Umgang mit diesen Medikamenten im **Betäubungsmittelgesetz** geregelt. Bei therapeutischem Einsatz besteht normalerweise keine Suchtgefahr.

Aufgrund der suchterzeugenden Eigenschaft dieser Stoffe ist die Gefahr des Missbrauches groß. Diesem Umstand trägt das Betäubungsmittelgesetz im Abschnitt **Straftaten** Rechnung. Der Umgang (Anbau, Herstellung, Abgabe und Erwerb) mit Betäubungsmitteln ist streng geregelt und muss lückenlos dokumentiert werden.

In den Anlagen I–III des Betäubungsmittelgesetzes sind die unter das Betäubungsmittelgesetz fallenden Stoffgruppen aufgelistet:

Nicht verkehrsfähige Betäubungsmittel (Anlage I)

Nicht verkehrsfähige Betäubungsmittel dürfen weder hergestellt noch darf Handel mit ihnen getrieben werden (z.B. Haschisch, Marihuana oder LSD).

Verkehrs-, aber nicht verschreibungsfähige Betäubungsmittel (Anlage II)

Mit diesen Stoffen dürfen Pharmahersteller oder Apotheken arbeiten, sie dürfen aber den Patienten in unverarbeiteter Form nicht verschrieben werden (z.B. Cocablätter).

Verschreibungsfähige Betäubungsmittel (Anlage III)

Die verschreibungsfähigen Betäubungsmittel dürfen an Patienten gegen ein spezielles Betäubungsmittelrezept abgegeben werden, z.B. Morphine (MST®) oder Fentanyl (Durogesic®).

2.2.2 Betäubungsmittelverschreibung

Lediglich Ärzte, Zahn- und Tierärzte dürfen Betäubungsmittel verschreiben. Dazu werden spezielle **Betäubungsmittelrezepte** benötigt, die vom Bundesinstitut für Arzneimittel und Medizinprodukte (Sitz: Berlin) auf Anforderung ausgegeben werden. Sie sind nummeriert und tragen eine Arztregistriernummer.

▌ Betäubungsmittelrezepte müssen beim Bundesinstitut für Arzneimittel und Medizinprodukte angefordert werden. ▌

BtM-Rezept

Das Betäubungsmittel(BtM)-Rezept besteht aus 3 Blättern und ist durchgehend nummeriert. Blatt 1 und 2 sind für den Apotheker bestimmt, der Blatt 1 behält und Blatt 2 zur Abrechnung verwendet. Blatt 3 verbleibt beim Arzt.

▌ Jedes BtM-Rezept muss drei Jahre aufbewahrt werden (Blatt 1 beim Apotheker, Blatt 3 beim Arzt). ▌

Notwendige Angaben auf dem Rezept:
- Name, Vorname, Anschrift und Geburtsdatum des Patienten
- Ausstellungsdatum (max. 7 Tage Gültigkeit)
- Arzneimittelbezeichnung
- Darreichungsform und Gewichtsmenge je abgeteilte Form (Ampullen, Supp., Tabl.) sind nur anzugeben, wenn sie aus der Arzneimittelbezeichnung nicht eindeutig zu bestimmen sind
- Menge des verschriebenen Arzneimittels in Gramm oder Milliliter, Stückzahl der abgeteilten Form oder Größe und Anzahl der Packungseinheiten
- Gebrauchsanweisung mit Einzel- und Tagesgabe
- Name, Anschrift, Telefon und Berufsbezeichnung des verschreibenden Arztes
- Ungekürzte Unterschrift des verschreibenden Arztes.

Die oben genannten Angaben müssen „dauerhaft" vermerkt werden. Früher musste das Rezept in seinen wesentlichen Teilen eigenhändig handschriftlich vom verschreibenden Arzt ausgefüllt sein. Seit Februar 1998 dürfen Betäubungsmittelrezepte wie alle anderen Rezepte maschinell ausgefüllt werden.

▌ Nur ordnungsgemäß ausgefüllte BtM-Rezepte dürfen in der Apotheke akzeptiert werden. ▌

2 Bestimmungen aus dem Arznei- und Betäubungsmittelrecht

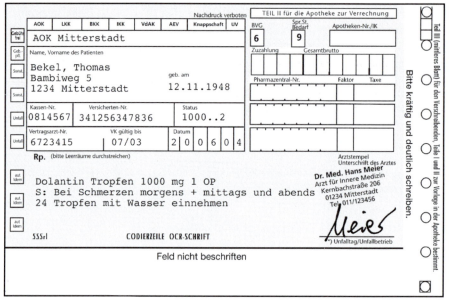

Abb. 2.2 Ordnungsgemäß ausgefülltes BtM-Rezept.

Verschreibung der Betäubungsmittel für den Stationsbedarf

Betäubungsmittel für den Stationsbedarf werden mittels eines dreiteiligen **Betäubungsmittelanforderungsscheins** verschrieben. Auf dem Anforderungsschein sind zu vermerken:
- Name und Bezeichnung der anfordernden Station
- Ausstellungsdatum
- Präparat, Stückzahl, Gewichtsmenge und Darreichungsform
- Name des verschreibenden Arztes, einschließlich Telefonnummer
- Unterschrift.

Auf Station ausgegebene Betäubungsmittel müssen in einem **BtM-Buch** mit fortlaufend nummerierten Seiten eingetragen werden. Die Überprüfung der ordnungsgemäßen Führung dieser Bücher sowie der BtM-Bestände ist Sache des Verschreibenden und soll am Ende eines jeden Kalendermonats erfolgen.

▌ Abgabe und Bestand der BtM-pflichtigen Arzneimittel sind genauestens in einem BtM-Buch einzutragen. ▌

Verschreibungshöchstmengen

Bei allen BtM-pflichtigen Arzneimitteln sind Verschreibungshöchstmengen vorgesehen. Der Arzt darf nur unter Einhaltung der innerhalb eines bestimmten Zeitraums festgesetzten Höchstmengen Betäubungsmittel verschreiben.

In besonders schweren Krankheitsfällen dürfen die Höchstmengen, abhängig vom Präparat, erhöht werden. Dann muss der Buchstabe „A" in einem Kreis auf dem Rezept für diese Dauerbehandlung stehen.

Tab. 2.1 Verschreibungshöchstmengen einzelner Arzneimittel.

Arzneimittel	Verschreibungshöchstmenge
Buprenorphin	150 mg
Levomethadon	1500 mg
Morphin	20000 mg
Pethidin	10000 mg
Piritramid	6000 mg

Notfälle

In Notfällen, ausgenommen zur Substitution, kann ein Arzt auch ohne Verwendung eines Betäubungsmittelrezeptes Betäubungsmittel verordnen. Die Verschreibung ist mit dem Wort **„Notfall-Verschreibung"** und dem Buchstaben „N" zu kennzeichnen. Der Arzt ist verpflichtet, die Verschreibung unverzüglich auf einem Betäubungsmittelrezept der Apotheke nachzureichen, die die Notfall-Verschreibung geliefert hat.

KAPITEL 3
Therapie- und Arzneiformen

Arzneimittel stehen in unterschiedlichen Zubereitungen (Arzneiformen) zur Verfügung und können kausal (ursächlich), symptomatisch und zur Substitution verwendet werden.

3.1 Therapieformen

Die Art der Therapie richtet sich nach Ort, Art und Stadium einer Krankheit.

3.1.1 Kausale Therapie

Behandlung der auslösenden Krankheitsursache. Die kausale Therapie stellt immer die anzustrebende Therapieform dar und soll zu einer vollständigen Heilung der Erkrankung führen. Dies ist aber meist nur bei Verständnis der auslösenden Ursachen einer Erkrankung möglich.

Beispiel
- Antibiotika-Therapie bei Infektionen (Erregerbekämpfung).

3.1.2 Symptomatische Therapie

Lediglich Behandlung der Krankheitssymptome. Die symptomatische Therapie behandelt die Symptome, aber nicht die auslösende Ursache einer Erkrankung. Sie führt demnach nicht zur Heilung, sondern nur zur Linderung der Beschwerden.

Beispiel
- Schmerztherapie.

3.1.3 Substitutionstherapie

Verabreichung von Substanzen, die der Körper nicht mehr oder nicht genügend produziert. Die fehlenden Substanzen werden dann als Medikamente zugeführt.

Beispiel
- Insulingabe bei Diabetes mellitus.

3.1.4 Placebotherapie

Unter einem Placebo versteht man ein wirkstofffreies Medikament, das der Patient als solches nicht erkennen kann. Placebos können in verschiedenen Arzneiformen, z.B. Tablette oder Injektion, gegeben werden.

Anwendungsgebiete
- Starker Leidensdruck des Patienten und Wunsch nach Tabletten bei fehlender medizinischer Indikation
- Psychische Fixierung auf ein nicht mehr benötigtes Medikament
- Test eines neuen Medikamentes in einer kontrollierten klinischen Studie zum Vergleich der Wirksamkeit der neuen Arznei und der des Placebos.

❚❚ Ein Placebo ist ein Medikament ohne pharmakologisch wirksame Substanz. ❚❚

3.2 Arzneiformen

Arzneimittel werden, abhängig von der Art der Verabreichung (Applikationsart) und dem Stoffgehalt, in verschiedenen Arzneiformen angeboten, z.B.:
- Zur Einnahme: Tabletten, Dragees, Kapseln
- Rektal: Suppositorien (Zäpfchen)
- Äußerlich: Cremes und Salben
- In die Nase: Nasenspray.

3.2.1 Gasförmige Arzneiformen

Applikation
- Pulmonal.

Gase

Reine Gase wie Sauerstoff oder Narkosegase.

Aerosole

Nur mit entsprechendem Inhaliergerät applizierbare feinste Pulverteilchen (Pulveraerosole) oder Flüssigkeitströpfchen (Nebelaerosole), die in der Luft schweben.

3.2.2 Flüssige Arzneiformen

Applikation
- Peroral (z.B. Tropfen, Saft)
- Parenteral (z.B. Infusionslösung)
- Äußerlich (z.B. Spray, Schüttelmixtur, Lotion)
- Lokal (z.B. Nasenspray, Ohrentropfen, Augentropfen).

Lösung

Wirkstoff vollständig gelöst in einem geeigneten Lösungsmittel, z.B. Wasser, Alkohol.

Suspension

Aufschwemmung eines festen Wirkstoffes in einer Flüssigkeit. Feststoffteilchen schweben in der Flüssigkeit (vor Gebrauch schütteln!).

Emulsion

Mischung zweier nicht miteinander mischbarer Flüssigkeiten (z.B. Wasser und Öl) in feinster Verteilung.

3.2.3 Halbfeste Arzneiformen

Applikation
- Meist lokal, z.B. an der Haut, in der Nase oder vaginal.

Salben

Wasserfreie, streichfähige Zubereitung, meist auf Fettbasis.

Cremes

Wasserhaltige, streichfähige Zubereitung. Ist die Fettphase außen und die Wasserphase innen (W/O-Cremes), sind sie fettend und nicht abwaschbar. Ist hingegen die wässrige Phase außen (O/W-Cremes), sind sie mit Wasser mischbar.

Pasten

Relativ feste, aber noch streichfähige Zubereitung mit hohem Pulveranteil.

Gele

Verdickte (gelierte) Flüssigkeit, meist auf Wasserbasis (Hydrogele).

3.2.4 Feste Arzneiformen

Pulver und Granulate

Sehr fein zerkleinerte Substanzen sind Pulver; grobkörnige Feststoffe nennt man Granulate.

Applikation
- Peroral (z.B. in Beuteln dosiert, ggf. nach Auflösen in Wasser)
- Parenteral (nach Auflösen in geeignetem Träger)
- Äußerlich (z.B. Puder).

Tabletten

Einzeldosierte Arzneiform, bestehend aus einem fest verpressten Pulver oder Granulat.

Applikation
- Peroral.

Dragees und Filmtabletten

Tabletten, die mit einem Überzug versehen sind, um einen unangenehmen Geschmack zu überdecken, für eine bessere Gleitfähigkeit oder um die Wirkdauer zu verlängern (Retardtabletten).

Applikation
- Peroral.

Kapseln

Einzeldosierte Arzneiform, bei der ein Pulver oder eine Flüssigkeit durch eine Hülle geschützt sind. Die Hülle zersetzt sich im Magen oder Dünndarm und gibt den Wirkstoff frei. Man unterscheidet zweiteilige Hartkapseln und Weichkapseln, die aus einem Stück bestehen.

Applikation
- Peroral.

Suppositorien (Zäpfchen)

Einzeldosierte Arzneiform, die bei Körpertemperatur schmilzt und den Wirkstoff freigibt.

Applikation
- Rektal oder vaginal.

KAPITEL 4
Pharmakokinetik

Die Pharmakokinetik befasst sich mit dem Verhalten eines applizierten Stoffes und seinem Schicksal im Organismus. Sie verfolgt dabei den zeitlichen Ablauf der Wirkung. Dabei durchläuft der Arzneistoff folgende Teilprozesse:
- Applikation (Zuführung)
- Resorption (Aufnahme in den Organismus)
- Verteilung (Stofftransport vom Blut ins Gewebe)
- Biotransformation (Umwandlung des Wirkstoffes)
- Elimination (Konzentrationsabnahme und Ausscheidung aus dem Körper).

Die Wirksamkeit eines Arzneimittels hängt in hohem Maße von seinem Verhalten in dieser pharmakokinetischen Phase ab. Neben dieser **pharmakokinetischen** Phase gibt es die **pharmakodynamische** Phase, in der der eigentliche pharmakologische Effekt einer Substanz am Wirkort beschrieben wird.

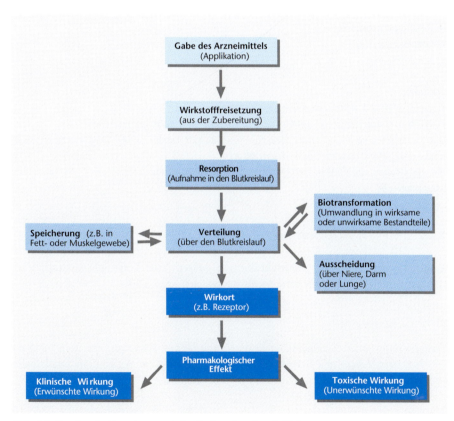

Abb. 4.1 Vorgänge im Organismus nach Applikation eines Arzneimittels.

4.1 Applikationsarten

Unter Applikation versteht man die **Zuführung** eines Arzneimittels zum Organismus. Medikamente können auf unterschiedlichen Wegen an ihren Wirkort gebracht werden. Die gewählte Applikationsart hängt von den folgenden Faktoren ab:
- Zusammensetzung und Resorptionsfähigkeit der Wirkstoffe
- Gewünschter Wirkort
- Gewünschter Wirkungseintritt (schnell oder langsam)
- Gewünschte Wirkdauer
- Zustand und Wunsch des Patienten.

❚ Unter der Applikation versteht man die Art der Zuführung eines Arzneimittels zum Organismus. ❚

4.1.1 Lokale Applikation

Applikationsart, die auf lokale oder örtlich begrenzte (topische) Wirkung abzielt. Die Gabe des Medikamentes erfolgt an die zu behandelnde Stelle, so dass das Arzneimittel direkt am Applikationsort wirksam ist (Applikationsort = Wirkort).

Beispiele
- Salben
- Inhalieraerosole
- Lokalanästhetika
- Augentropfen.

Vorteile
- Weniger systemische (generalisierte) Nebenwirkungen
- Wirksame Konzentration am Ort der Applikation bei relativ geringer Dosierung.

Die therapeutische Breite eines Medikamentes ist der Dosierungsabstand zwischen wirksamer und giftiger Arzneimittelkonzentration.

❚ Bei lokaler Applikation wenig systemische Nebenwirkung, aber relativ hohe Allergisierungsrate. ❚

4.1.2 Enterale Applikation

Applikationsart, bei der der Wirkstoff über den Magen-Darm-Trakt aufgenommen wird. Hierbei unterscheidet man die perorale von der rektalen Applikation.

Perorale Applikation

Verabreichung von Medikamenten über den **Mund** (per os, auch oral). Die Resorption erfolgt hier über Magen- und Darmschleimhaut. Dabei gelangt der Wirkstoff in die Blutbahn und damit über den Blutkreislauf an den Wirkort.

Beispiele
- Tabletten, Kapseln
- Säfte, Tropfen.

Vorteile
- Für den Patienten leicht zu dosieren
- Einnahme zu Hause möglich.

Nachteile
- Teilweise Zersetzung im Magen-Darm-Trakt
- Wirkungsabschwächung durch First-Pass-Effekt.

First-Pass-Effekt

Der First-Pass-Effekt beschreibt den **Wirkverlust** peroral verabreichter Arzneimittel durch die Leberpassage. Nach Resorption im Magen-Darm-Trakt wird der im Blut befindliche Wirkstoff über die Pfortader durch die Leber geschleust, noch bevor er zum Wirkort gelangt. Hier wird er teilweise abgebaut und besitzt dann nicht mehr die ursprüngliche Wirksamkeit. Das entsprechende Arzneimittel muss höher dosiert werden, um den Wirkungsverlust auszugleichen.

❚ Der First-Pass-Effekt beschreibt den Wirkverlust von Arzneistoffen durch die erste Leberpassage. ❚

Rektale Applikation

Verabreichung von Medikamenten durch den **Anus**, um eine lokale Wirkung oder eine Resorption über die Schleimhaut des Enddarms mit entsprechender systemischer Wirkung zu erzielen.

Beispiel
- Zäpfchen (Suppositorien).

Vorteile
- Geeignet für Säuglinge und Kleinkinder
- Geeignet bei Neigung zum Erbrechen.

Nachteil
- Relativ ungleichmäßige Resorption.

❚ Die rektale Applikation ist die häufigste Applikationsform bei Säuglingen und Kleinkindern. ❚

Parenterale Applikation

Unter einer parenteralen Applikation versteht man die Gabe eines Arzneimittels unter Umgehung des Verdauungstraktes, bei der Körpergrenzflächen durchbrochen werden.

Beispiele
- Intravenös (i.v.)
- Intraarteriell (i.a.)
- Intrathekal (i.t.)
- Intramuskulär (i.m.)
- Subcutan (s.c.).

Intravenöse Injektion (i.v.)

Injektion des Arzneimittels direkt in eine **Vene** über Venenverweilkanülen (Braunüle), Einmalkanülen oder Einmalspritzen.

Vorteile
- Schnelle Verteilung und schneller Wirkungseintritt
- Hohe Verfügbarkeit des Medikamentes.

Nachteile
- Erhöhte Belastung des Patienten
- Erhöhte Nebenwirkungsgefahr.

Applikationsorte
- Am Handrücken und Unterarm (Venenverweilkanülen)
- In der Ellenbeuge (einmalige Injektion).

❚ Bei intravenöser Medikamentengabe schneller Wirkungseintritt. ❚

Intravenöse Injektion über zentralvenöse Zugänge

Ein Spezialfall der intravenösen Injektion ist die zentralvenöse Injektion. In diesem Fall wird das Medikament über einen liegenden Katheter in die obere **Hohlvene** appliziert. Die Punktionsstelle liegt am Hals, unter dem Schlüsselbein oder in der Ellenbeuge. Von dort wird ein feiner Katheter so weit vorgeschoben, bis er in der oberen Hohlvene (V. cava superior) kurz vor dem Herzen liegt.

Punktionsorte
- Unter dem Schlüsselbein (V. subclavia)
- Seitlich am Hals (V. jugularis)
- In der Ellenbeuge (V. basilica).

Vorteile zentralvenöser Zugänge
- Gabe von Substanzen, die für periphere Venen unverträglich sind (hochkalorische Lösungen, Kalium)
- Geringere Infektionsneigung als periphere Zugänge
- Längere Liegedauer als periphere Zugänge.

Damit ist die zentralvenöse Applikation von Medikamenten insbesondere bei längerer Infusionstherapie angezeigt.

Nachteile zentralvenöser Zugänge
- Erhöhter Aufwand durch streng sterile Arbeitsbedingungen
- Gefahr des Pneumothorax
- Gefahr des Infusionsthorax
- Gefahr der Punktion arterieller Gefäße
- Blutungsgefahr
- Infektionsgefahr.

Intraarterielle Injektion (i.a.)

Injektion eines Arzneimittels in die **Arterie.** Diese Applikationsart findet wegen der seltenen Indikation und großen Nebenwirkungsgefahr relativ selten Anwendung (z.B. Gefäßdarstellungen in der Radiologie).

Intrathekale Injektion (i.t.)

Injektion des Arzneistoffes in den **Liquorraum.** Dieses Verfahren findet beispielsweise Anwendung bei der Therapie von bösartigen Erkrankungen des hämatologischen oder lymphatischen Systems, bei denen das ZNS betroffen ist (Leukämien).

Intramuskuläre Injektion (i.m.)

Injektion des Arzneimittels in den **Muskel.** Der Wirkungseintritt erfolgt langsamer als bei i.v.-Applikation, da hierbei eine Resorption vom Muskelgewebe in den Blutkreislauf notwendig ist.

Applikationsorte
- Gesäß (Gefahr der Verletzung des Nervus ischiadicus)
- Oberarm.

Indikation
- Impfung.

Vor jeder i.m.-Applikation muss nach dem Einstechen aspiriert (angesaugt) werden, um sicherzustellen, dass kein Gefäß getroffen ist. Bei starken Schmerzen während der Injektion muss die Injektion unterbrochen werden (Gefahr der Nervenpunktion).

‖ Bei jeder i.m.-Injektion nach dem Einstich aspirieren. ‖

Subcutane Injektion (s.c.)

Injektion des Arzneimittels unter die Haut. Der Wirkungseintritt erfolgt noch langsamer als bei intramuskulärer Injektion, dadurch ist auch die Wirkungsdauer verlängert.

Applikationsorte
- Bauchhaut
- Oberschenkel.

Indikationen
- Heparinisierung
- Insulintherapie.

Andere parenterale Applikationsarten

Außer den o.g. Anwendungsformen gibt es noch weitere Applikationsformen, die bei bestimmten Indikationen eingesetzt werden:
- Intracutane Injektion (in die Hautschicht)
- Intraartikulär (in ein Gelenk)
- Intraperitoneal (in die Bauchhöhle)
- Intrakardial (in das Herz).

Prinzipiell ist immer die Gefahr der Verwechslung eines Medikamentes gegeben. Deshalb wird zu jeder aufgezogenen Spritze die leere Ampulle beigelegt.

‖ Den Inhalt jeder aufgezogenen Spritze kenntlich machen. Unbeschriftete Spritzen verwerfen. ‖

Tab. 4.1 Applikationsarten von Arzneimitteln.

Applikationsart	Applikationsort	Besonderheiten	Anwendungsbeispiele	Wirkung (meist)
Sublingual	Unter die Zunge	Besonders schnelle Resorption, kein First-Pass-Effekt	Sublingualtabletten	systemisch
Oral	In den Mund	Örtlich begrenzter Effekt auf den Schleimhäuten	Lutschtabletten	lokal
Peroral	Durch den Mund in den Magen-Darm-Trakt	Bequem für Patienten, Einnahme zu Hause möglich, häufigste Applikationsart	Tabletten, Lösungen, Säfte, Dragees	systemisch
Rektal	Mastdarm	Umgehung des Magens (z.B. bei Erbrechen), für Säuglinge geeignet	Zäpfchen, besonders bei Säuglingen	lokal/systemisch
Intravenös (i.v.)	Vene	Schneller Wirkeintritt, exakte Dosierung, 100% Bioverfügbarkeit	Infusionen, Medikamentengabe im Notfall	systemisch

Tab. 4.1 Applikationsarten von Arzneimitteln. *(Fortsetzung)*

Applikationsart	Applikationsort	Besonderheiten	Anwendungsbeispiele	Wirkung (meist)
Intraarteriell (i.a.)	Arterie	Direkte Verteilung ins arterielle System, hohe Komplikationsrate	Kontrastmitteldarstellung des arteriellen Systems	systemisch
Intramuskulär (i.m.)	Muskel	Langsamer, gleichmäßiger Wirkeintritt (Aspiration vor Injektion!)	Impfungen	systemisch
Epicutan (e.c.)	Auf die Haut	Nur sehr geringe Resorptionsrate	Lokalbehandlung von Hauterkrankungen; Schmerzpflaster	lokal/systemisch
Subcutan (s.c.)	Unter die Haut	Langsamer Wirkeintritt, lange Wirkdauer	Thromboseprophylaxe mit Heparin, Insulintherapie	systemisch
Pulmonal	Bronchien, Alveolen	Nur für gasförmige Arzneiformen möglich	Inhalationen, Narkose	lokal/systemisch
Vaginal	Vaginalschleimhaut	Nur lokale Wirkung erwünscht, Resorption möglich	Vaginaltabletten mit Antimykotika	lokal
Konjunktival	Auge (Bindehaut)	Örtlich begrenzte Wirkung (auch im Auge) erwünscht, Resorption möglich	Augentropfen zur Senkung des Augeninnendruckes	lokal

4.2 Resorption

Resorption ist die **Aufnahme** eines Stoffes vom Applikationsort in die Blutbahn des Organismus.

4.2.1 Resorptionsmechanismen

Die Aufnahme eines Arzneistoffes in die Blutbahn kann über mehrere Mechanismen erfolgen:
- Diffusion (am häufigsten)
- Aktiver Transport unter Energieverbrauch
  - Durch Carrier (aktive Transportmechanismen der Zelle)
  - Pinozytose, Phagozytose.

Pinozytose ist das Einschleusen von Flüssigkeiten, Phagozytose das Einschleusen von Festpartikeln in das Zellinnere. Diese lagern sich an die Zellmembran an und gelangen anschließend durch Einstülpung ins Zellinnere.

▌ Die Resorption der meisten Arzneimittel erfolgt durch Diffusion. ▌

4.2.2 Veränderung der Resorptionsgeschwindigkeit

Ausmaß und Geschwindigkeit der Resorption sind von vielen Faktoren abhängig und können zum Teil nach Bedarf durch verschiedene Faktoren gesteuert werden. Bei vielen Behandlungsschemata, wie z.B. Blutdruckeinstellungen, ist eine kontinuierliche Resorption und damit eine gleichmäßige Wirkung erwünscht.

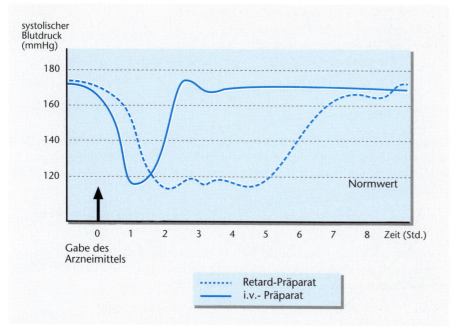

Abb. 4.2 Blutdruckverlauf bei Gabe einer Retardtablette im Vergleich zur wässrigen Lösung (Resorptionsverzögerung).

Einflussgrößen der Resorptionsgeschwindigkeit
- Arzneiform (z.B. Verzögerung der Wirkstofffreigabe bei Retardtabletten)
- Dosierung (höhere Dosierung bedingt verstärkte Resorption)
- Teilchengröße (kleine Teilchen beschleunigen die Resorption)
- Löslichkeit
- Größe und Durchblutung des resorbierenden Bezirks; eine bessere Durchblutung bedingt eine schnellere Resorption.

‖ Die Resorption eines Arzneimittels kann durch mehrere Mechanismen verzögert oder beschleunigt werden. ‖

4.3 Verteilung

Unter Verteilung versteht man den passiven **Transport** einer Substanz in verschiedene Bereiche des Körpers. Sie erfolgt vor allem über den Blutkreislauf. Der Wirkstoff gelangt so u.a. zu seinem Wirkort. Die Verteilung ist wie die Resorption von mehreren Faktoren abhängig:
- Organ- und Gewebedurchblutung
- Substanzgröße (Molekulargewicht).

4.3.1 Verteilungsräume (Kompartimente) im Organismus

Ein Arzneistoff wird nach seiner Resorption in die entsprechenden Verteilungsräume (Kompartimente) des Organismus befördert. Abhängig von den chemischen Eigenschaften des Wirkstoffes werden die Verteilungsräume des Körpers mehr oder weniger vollständig erreicht.

Verteilungsräume des Körpers
- Intrazellulärraum (75% des Körpergewichts)
- Extrazellulärraum (25% des Körpergewichts).

Zum Extrazellulärraum zählen folgende Verteilungsräume
- Plasmawasser (4–5% des Körpergewichts)
- Interstitieller Raum (Zwischenzellraum)
- Weitere Körperflüssigkeiten (Liquor, Lymphe, Augenkammerwasser, Flüssigkeiten in Körperhöhlen und Organen).

Lipophile Wirkstoffe

Lipophile („fettliebende") Stoffe haben eine gute Fettlöslichkeit. Sie reichern sich sehr gut in Geweben mit hohem Fettgehalt an. Da sie die Zellmembran (Phospholipiddoppelschicht) gut durchdringen, können sie auch leicht in Zellen eindringen und finden sich bevorzugt im Intrazellulärraum.

Hydrophile Wirkstoffe

Hydrophile Stoffe sind „wasserliebend", d.h. in Wasser gut löslich. Solche Stoffe gelangen schlecht durch die Zellmembran und werden aufgrund ihrer Hydrophilie leicht über die Niere ausgeschieden. Der Extrazellulärraum ist also ihr Verteilungsraum.

Gewebeschranken

Spezielle Verteilungsvorgänge über **Gewebeschranken** hängen auch stark von den Wirkstoffeigenschaften ab. Wichtige Gewebeschranken sind z.B.:
- Blut-Hirn-Schranke (guter Übertritt für lipophile Stoffe)
- Plazentaschranke (Übertritt für lipophile und porengängige Stoffe)
- Übertritt in die Muttermilch (besonders basische, lipophile Stoffe)
- Übertritt in die Leber (besonders größere Moleküle).

Der fötale Blutkreislauf stellt einen besonderen Verteilungsraum dar, da er vom mütterlichen Kreislauf durch die Plazentaschranke getrennt ist. Da die Plazenta für einige Medikamente durchlässig ist, muss bei Schwangeren besonders vorsichtig und zurückhaltend therapiert werden, um den Fötus nicht durch Medikamente zu gefährden.

❚❚ Vorsichtige medikamentöse Therapie bei Schwangeren. ❚❚

4.3.2 Plasmaeiweißbindung

Die Eiweißbindungsfähigkeit einer Substanz ist ein wesentlicher Faktor für die Verteilung eines Stoffes im Organismus. Der an Plasmaeiweiße gebundene Teil eines Stoffes kann nicht diffundieren und erreicht somit auch nicht seinen Wirkort. Die Plasmaeiweißbindung stellt eine Speicherform dar, aus der das Pharmakon in Art eines Fließgleichgewichtes kontinuierlich freigesetzt wird.

4.3.3 Kumulation

Unter Kumulation versteht man die **Anreicherung eines Wirkstoffes** im Körper bei wiederholter Gabe. Zur Kumulation kommt es, wenn mehr Substanz zugeführt als in der gleichen Zeit ausgeschieden wird.

Beispiele
- Bleieinlagerung im Knochen (sehr langsame Ausscheidung über Jahre)
- Digitoxin (Herzglykosid mit hoher Plasmaeiweißbindung) → schlechte Ausscheidung über die Nieren.

4.4 Elimination

Zur Elimination zählen alle Vorgänge, die zur Entfernung des Wirkstoffes aus dem Körper beitragen. Sie umfasst die biochemische Umwandlung (Biotransformation) und die Ausscheidung (Exkretion) des Wirkstoffes.

4.4.1 Biotransformation (Metabolismus)

Einige Stoffe (u.a. alle lipophilen Stoffe) werden nur unzureichend über die Niere ausgeschieden. Solche Substanzen können von Enzymsystemen des Körpers in leicht ausscheidbare Stoffe (hydrophile Stoffe) umgewandelt werden.

Die chemische Umwandlung findet hauptsächlich in der Leber statt. Im ersten Schritt werden die Fremdstoffe chemisch verändert (oxydiert, reduziert oder hydrolytisch gespalten). In einem zweiten Schritt können sie dann an körpereigene Substanzen gekoppelt und ausgeschieden werden (Umwandlung in hydrophile Substanzen).

Enzyminduktion

Durch Enzyminduktion erfolgt ein **schnellerer Abbau** eines Arzneistoffes. Einige Pharmaka regen die vermehrte Bildung bzw. Aktivität von Leberenzymen an, die dann die Abbaukapazität der Leber erheblich erhöhen. Folge ist die Wirkungsabschwächung einiger Substanzen.

Beispiele enzyminduzierender Pharmaka
- Tuberkulosemittel, z.B. Rifa®
- Antiepileptika, z.B. Luminal®, Tegretal®, Phenhydan®
- Narkotika, z.B. Trapanal®.

Enzymhemmung

Einige Arzneimittel können auch die Enzyme der Biotransformation hemmen und so deren Elimination hemmen. Die Wirkung der betreffenden Pharmaka wird dadurch verstärkt.

Beispiele enzymhemmender Pharmaka und Nahrungsmittel
- Antimykotika, z.B. Nizoral®
- Antibiotika, Clont®
- Grapefruit und entsprechende Produkte.

4.4.2 Ausscheidung (Exkretion)

Ausscheidung über die Niere (renale Exkretion)

Die Ausscheidung über die Nieren ist die wichtigste Eliminationsform. Über die Niere werden vorzugsweise hydrophile Substanzen ausgeschieden. Klinisch wichtig ist die Beachtung der erhöhten und verlängerten Wirkdauer von Pharmaka bei eingeschränkter Nierenfunktion (Niereninsuffizienz).

❙❙ Wichtigstes Ausscheidungsorgan für Arzneimittel sind die Nieren. ❙❙

Ausscheidung über Galle und Stuhl (biliäre bzw. fäkale Exkretion)

Die Ausscheidung mit dem Stuhl erfolgt meist nach Transport des Pharmakons über die Gallenwege in das Darmlumen (biliäre Exkretion). Einige Medikamente unterliegen einer erneuten Resorption aus dem Darmlumen nach biliärer Ausscheidung, dem sog. **entero-hepa-**

tischen-Kreislauf (u.a. Pille). Dadurch ist die Sofortwirkung des Wirkstoffes verringert aber seine Verweilzeit und die Wirkdauer verlängert.

▌ Stoffe, die dem enterohepatischen Kreislauf unterliegen, wirken länger. ▌

Ausscheidung über die Atemluft (pulmonale Exkretion)

Die Abatmung einiger Pharmaka über die Lunge erfolgt aufgrund von Konzentrationsunterschieden zwischen Blut und Atemluft. Es handelt sich hierbei um einen typischen Diffusionsvorgang. Über die Lunge werden hauptsächlich Narkotika, wie beispielsweise Lachgas, abgeatmet.

▌ Narkosegase werden hauptsächlich über pulmonale Exkretion ausgeschieden. ▌

4.5 Pharmakokinetische Wechselwirkungen

Wechselwirkungen bei der Gabe mehrerer Arzneimittel, aber auch zwischen Arzneimitteln und Nahrungs- oder Genussmitteln können zu einer Verstärkung oder zu einer Abschwächung der Wirkung der Pharmaka führen. Pharmakokinetische Wechselwirkungen können in jeder pharmakokinetischen Phase auftreten.

Tab. 4.2 Pharmakokinetische Wechselwirkungen.

Pharmakokinetische Phase	Beeinflussung	Wirkung	Beispiele	Folge
Resorption	Verringert	abgeschwächt	Calciumsalze bilden mit Oflaxacin Komplexe	Infektion nicht bekämpft
Verteilung	Verdrängung aus der Plasmaeiweißbindung	verstärkt	ASS verdrängt das Antidiabetikum Tolbutamid	Hypoglykämie
Biotransformation	Verstärkt durch Enzyminduktion	abgeschwächt	Carbamazepin verringert Antikoagulation	Thrombosegefahr
Biotransformation	Verringert durch Enzymhemmung	verstärkt	Nebenwirkungen von Simvastatin durch Metronidazol verstärkt	Muskelschwäche
Exkretion	Verringert (renal)	verstärkt	Nebenwirkungen von Lithium durch ASS verstärkt	Lithiumvergiftung
Exkretion	Beschleunigt durch Unterbrechung des entero-hepatischen Kreislaufs	abgeschwächt	Pille wirkt nicht zuverlässig durch Antibiotika-Gabe	Ungewollte Schwangerschaft

KAPITEL 5

Pharmakodynamik

Die Pharmakodynamik befasst sich mit **Wirkung und Wirkungsursache** eines Arzneimittels. Dabei geht es um:
- Art der Wirkung
- Ort der Wirkung
- Wirkstärke
- Wirkmechanismus.

Grundlegende Wirkmechanismen
- Zusammenwirken mit spezifischen Rezeptoren (Rezeptortheorie)
- Beeinflussung von Ionenkanälen (Öffnen oder Blockieren)
- Beeinflussung von Transportsystemen (Carrier)
- Hemmung oder Aktivierung von Enzymen
- Wachstumshemmung oder Abtöten von Mikroorganismen.

5.1 Rezeptorvermittelte Arzneimittelwirkungen

Viele Pharmakawirkungen werden auf die Wechselwirkung eines Wirkstoffes mit einem Rezeptor, der an der Oberfläche der Zielzelle lokalisiert ist, zurückgeführt. Rezeptoren sind spezifische Moleküle im Organismus, an denen ein Pharmakon angreift und durch Bildung eines Pharmakon-Rezeptor-Komplexes eine Reaktion in der Zelle auslöst **(Schlüssel-Schloss-Prinzip).**

Die Fähigkeit eines Wirkstoffes, an dem Rezeptor einen Reiz und damit einen entsprechenden Effekt auszulösen, bezeichnet man als **„Intrinsic Activity".** Die Intrinsic Activity ist ein Maß für den pharmakologischen Effekt, den eine Substanz auslöst.

▮ Viele Pharmaka wirken über die Bildung eines Pharmakon-Rezeptor-Komplexes. ▮

5.1.1 Agonismus

Wenn ein Pharmakon auf einen Rezeptor passt und ihn erregt, also eine Intrinsic Activity besitzt, so spricht man von Agonismus.

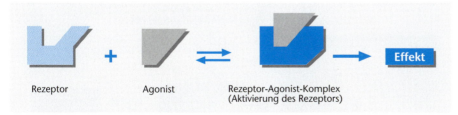

Abb. 5.1 Pharmakon-Rezeptor-Reaktion (Prinzip am Beispiel eines Agonisten).

5.1.2 Antagonismus

Antagonisten sind Substanzen, die einen Effekt ganz aufheben oder abschwächen. Antagonistisch wirkende Arzneimittel heben sich in ihrer Wirkung auf. Es gibt verschiedene Arten des Antagonismus:
- Kompetitiver Antagonismus
- Nicht-kompetitiver Antagonismus
- Funktioneller Antagonismus
- Chemischer Antagonismus.

Kompetitiver Antagonismus

Kompetitive Antagonisten lagern sich an Rezeptoren an, ohne diese zu erregen. Sie besitzen also keine Intrinsic Activity, sondern **blockieren** lediglich die Rezeptoren. Da gleichzeitig Agonisten um den Platz am Rezeptor konkurrieren, ist die Wirkung der Antagonisten von der Anzahl der mitkonkurrierenden Agonisten abhängig. Eine große Zahl von Agonisten kann die Wirkung der Antagonisten wieder aufheben.

❚ Beim kompetitiven Antagonismus konkurrieren Antagonist und Agonist um den Rezeptor. ❚

Nicht-kompetitiver Antagonismus

Im Gegensatz zur kompetitiven Hemmung spielt das Verhältnis Agonist zu Antagonist in diesem Fall keine Rolle. Auch große Mengen an Agonisten vermögen nicht die Wirkungen des Antagonisten aufzuheben. Der Antagonist verändert beispielsweise die chemische Struktur des Rezeptors, so dass der Agonist nicht mehr auf diesen passt.

Funktioneller Antagonismus

Ein funktioneller Antagonist löst am selben Organ, aber an einem anderen Wirkort seinen Effekt aus, der dem des Agonisten entgegenläuft.

Chemischer Antagonismus

Chemische Antagonisten heben die Wirksamkeit des Agonisten durch chemische Reaktionen auf. Diese Reaktionen laufen unabhängig von Rezeptoren ab. Wichtig ist diese Reaktionsform bei der Bekämpfung von Überdosierungen (z.B. bei Heparinüberdosierung: Protaminsulfat als Antagonist).

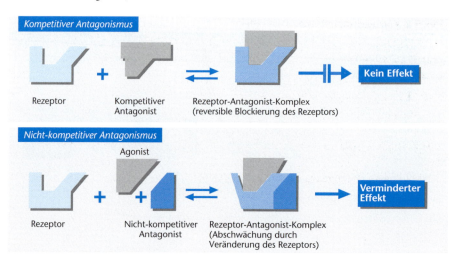

Abb. 5.2 Kompetitiver und nicht-kompetitiver Antagonismus.

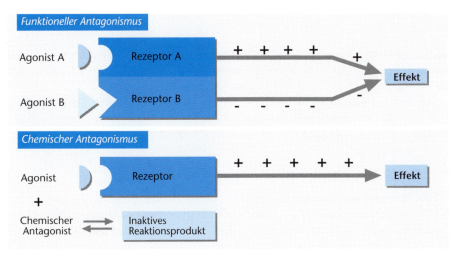

Abb. 5.3 Funktioneller und chemischer Antagonismus.

5.2 Andere Wirkmechanismen von Arzneimitteln

Neben der häufigen Interaktion mit Rezeptoren gibt es noch weitere Mechanismen, über die ein Arzneimittel in die physiologischen Abläufe eines Organismus eingreifen kann:
- pH-Wert-Veränderungen
- Direkte Beeinflussung von Nervenzellen
- Beeinflussung von Enzymen: Hemmung oder Aktivierung von Enzymen
- Beeinflussung von Mikroorganismen: z.B. Störung der Zellwandsynthese von Bakterien (Antibiotika) (➤ Tab. 5.1).

5.3 Dosierung

Für eine sinnvolle medikamentöse Therapie ist die richtige Dosierung unabdingbare Voraussetzung. Eine adäquate Dosierung muss den gewünschten Effekt erzielen, ohne dass toxische (durch Überdosierung verursachte) Nebenwirkungen auftreten.

Tab. 5.1 Wirkmechanismen von Arzneimitteln.

Wirkmechanismus	Beispiele
Angriff am Rezeptor	Sympathomimetika, β-Blocker, Muskelrelaxanzien
pH-Wert-Veränderung	Antazida
Direkte Beeinflussung von Nervenzellen	Lokalanästhetika
Beeinflussung von Transportprozessen und Carriern	Diuretika
Beeinflussung von Enzymen	Aspirin® (Prostaglandinsynthesehemmung), ACE-Hemmer
Beeinflussung von Mikroorganismen	Penicilline (Hemmung der Zellwandsynthese von Bakterien)

Mengenbezeichnungen

Die Mengenbezeichnungen in der Arzneimittellehre werden in internationalen SI-Einheiten festgeschrieben. Die gebräuchlichste SI-Einheit in der Pharmakologie ist das Kilogramm (kg) für die Masse.

Oft werden Mengenbezeichnungen auch in internationalen Einheiten (I.E.) angegeben (z.B. Heparin oder Insulin). Hier müssen die Herstellungsbedingungen mit Mengenverhältnissen festgeschrieben und jederzeit reproduzierbar sein.

Initial- und Erhaltungsdosis

Bei medikamentösen Therapien, die möglichst schnell wirksam werden sollen, gibt man zu Beginn der Behandlung eine relativ hohe Initialdosis (priming dose). Danach kann mit kontinuierlicher Gabe von kleineren Erhaltungsdosen ein konstanter, therapeutisch wirksamer Blutspiegel aufrechterhalten werden.

❚ Die Gabe einer höheren Initialdosis ist vor allem bei erwünschtem schnellen Wirkeintritt angezeigt. ❚

Dosierungsintervall

Das Dosierungsintervall ist die Zeit zwischen zwei Applikationen. Das Dosierungsintervall hängt von der Halbwertszeit des Arzneistoffes ab.

5.3.1 Dosis-Wirkungs-Beziehung

Eine wichtige Größe einer Substanz ist die Beziehung zwischen der Dosis (Konzentration) und der pharmakologischen Wirkung im Organismus. Um eine standardisierte Dosis-Wirkungs-Beziehung aufstellen zu können, wird eine Dosis-Wirkungs-Kurve erstellt. Zum Erstellen dieser Kurve gibt es zwei Möglichkeiten:
- An einer größeren Patientenzahl wird die Häufigkeit des erwünschten Effektes in Abhängigkeit der Konzentration gemessen (wie viele Patienten sind betroffen?)
- An einem Individuum wird die Wirkstärke in Abhängigkeit von der Konzentration gemessen (wie stark ist das Individuum betroffen?).

Die Ermittlung der Dosis-Wirkungs-Beziehung am größeren Patientenkollektiv ist die gängigste Methode für die klinische Phase einer Arzneimittelprüfung. Hieraus werden die Erkenntnisse für die Dosierungsempfehlungen gewonnen.

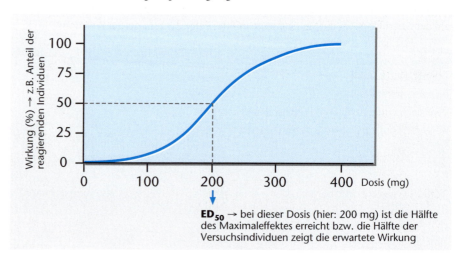

Abb. 5.4 Dosis-Wirkungs-Kurve (größeres Patientenkollektiv).

Da Dosis und Wirkung nicht immer linear voneinander abhängen, d.h. doppelte Dosis nicht gleich doppelte Wirkung ist, kann eine zuverlässige Aussage über die Wirksamkeit einzelner oder miteinander kombinierter Arzneien nur anhand der sog. Dosis-Wirkungs-Kurve gemacht werden. Aus der Dosis-Wirkungs-Kurve wird die Abhängigkeit der Wirksamkeit von der Dosierung ersichtlich.

Schwellendosis

Die Schwellendosis ist die kleinste Dosis, bei der ein therapeutischer Effekt sichtbar wird.

ED_{50}

Die ED_{50} (Effektive Dosis) ist die Dosis, bei der 50% der Versuchspersonen die erwünschte Wirkung zeigen bzw. bei der 50% des Maximaleffektes erreicht werden (bezogen auf ein Individuum).

LD_{50}

Die LD_{50} (Letale Dosis) ist die Dosis, bei der 50% der Versuchstiere sterben.

Therapeutische Breite

Die therapeutische Breite eines Medikamentes ist ein Maß für die Sicherheit einer Substanz. Je größer der Dosierungsabstand zwischen therapeutischer und giftiger Wirkung, desto höher ist die therapeutische Breite. Das Maß für die therapeutische Breite ist normalerweise der Quotient aus LD_{50} und ED_{50} (Therapeutischer Quotient).

❙❙ Die therapeutische Breite ist ein Maß für die Sicherheit einer Substanz. ❙❙

5.3.2 Toleranz und Tachyphylaxie

Von **Gewöhnung** oder **Toleranzentwicklung** spricht man, wenn nach längerer Anwendung eines Medikamentes die Dosis erhöht werden muss, um den gleichen Effekt zu erzielen.

Pharmakodynamische Toleranz

Die Ursache der Wirkeinbuße bei der pharmakodynamischen Toleranz ist eine Verminderung der Rezeptordichte bzw. der Rezeptorempfindlichkeit. Dadurch reduziert sich die Anzahl der Angriffsorte für die Medikamente mit der Folge der reduzierten Wirkung.

Beispiel
- Morphin (Rezeptorempfindlichkeit nimmt ab).

Pharmakokinetische Toleranzentwicklung

Bei der pharmakokinetischen Toleranzentwicklung erfolgt durch Enzyminduktion ein schneller Abbau der Arzneistoffe.

Beispiel
- Barbiturate (induzieren ihre eigene Biotransformation).

Tachyphylaxie

Eine Tachyphylaxie ist eine Sonderform der Toleranzentwicklung. Bei der Tachyphylaxie kommt es innerhalb kurzer Zeit nach wiederholter Gabe eines Arzneistoffes zu einem Wirkverlust, wobei nach Absetzen oder kurzer Therapiepause die Wirkung wieder normal auslösbar ist.

Beispiel
- Ephedrin (Leeren der Noradrenalinspeicher).

5.4 Chronopharmakologie

Die Chronopharmakologie untersucht den Einfluss des **Einnahmezeitpunktes** auf die Wirkung eines Arzneimittels (Biorhythmik der Arzneimittelwirkungen).

Die im Organismus ablaufenden Vorgänge unterliegen alle einem genetisch determinierten biologischen Rhythmus. Man kennt Jahresrhythmen, Monatsrhythmen, jahreszeitliche Rhythmen und den Tag/Nacht-Rhythmus. Für den Menschen spielt vor allem der zirkadiane Rhythmus (Tag-Nacht-Rhythmus, 24-Stunden-Rhythmus) eine entscheidende Rolle.

Im zirkadianen Rhythmus ändern sich nicht nur das körperliche Empfinden eines Menschen, sondern auch messbare Werte wie Körpertemperatur, Herzfrequenz, Blutdruck, Lungen- und Nierenfunktion und die Konzentration vieler Blutbestandteile, wie z.B. Glukose oder Kortikoide.

❚ Die Chronopharmakologie untersucht den Einfluss des Einnahmezeitpunktes auf die Wirkung eines Arzneimittels. ❚

Ebenso wurde nachgewiesen, dass bestimmte Arzneimittel zu bestimmten Einnahmezeitpunkten eine bessere bzw. schlechtere Wirkung haben.

Beispiel
Durch die am frühen Nachmittag geringere Schmerzempfindung ist die Wirkung eines Analgetikums, das gegen 14 Uhr gegeben wird, um fast das Doppelte höher als bei einer Gabe um 8 Uhr morgens.

❚ Die Schmerzempfindung und damit die Wirksamkeit von Analgetika weisen eine ausgeprägte Tagesrhythmik auf. ❚

5.5 Pharmakodynamische Wechselwirkungen

Pharmakodynamische Wechselwirkungen kommen zustande, wenn mehrerer Arzneimittel gegeben werden, bei denen sich die jeweiligen **Wirkungen** beeinflussen. Wirken sie ähnlich oder gleich, kommt es zu einer Verstärkung der entsprechenden Wirkung **(Synergismus)**. Wirken sie entgegengesetzt, kommt es zu einer Abschwächung der Wirkung **(Antagonismus)**. Ein Synergismus kann durchaus erwünscht sein, um eine stärkere Wirkung bei geringerer Dosierung der Einzelwirkstoffe zu erzielen.

Beispiel
- Bactrim®, Kombination von Trimethoprim + Sulfonamid bei Harnwegsinfekten.

❚ Synergismus bezeichnet die gegenseitige (gewünschte oder unerwünschte) Wirkungsverstärkung zweier oder mehrerer Medikamente. ❚

Tab. 5.2 Pharmakodynamische Wechselwirkungen.

Wechselwirkung	Beispiele	Mechanismus	Wirkung	Folge
Additiver Synergismus	Aspirin® + Marcumar®	Beide Wirkstoffe hemmen die Gerinnung	verstärkt	Blutungsgefahr
Überadditiver Synergismus	Alkohol + Chloralhydrat	Beide Wirkstoffe wirken sedierend	verstärkt	Ausgeprägte Benommenheit
Funktioneller Antagonismus	Theophyllin + β-Blocker	Theophyllin erweitert, β-Blocker verengen die Bronchien	abgeschwächt	Bronchospasmen, Atemnot
Chemischer Antagonismus	ACC + Penicillin V	Inaktivierung des Penicillins durch ACC	abgeschwächt	Keine bakterizide Wirkung

Addition und Potenzierung

Man unterscheidet den **additiven Synergismus,** bei dem eine Summation der Einzeleffekte zweier oder mehrerer Wirkstoffe auftritt, vom **überadditiven Synergismus (Potenzierung).**

▌ Eine Potenzierung liegt dann vor, wenn die Gesamtwirkstärke miteinander kombinierter Wirkstoffe die Summation der Einzeleffekte übersteigt. ▌

KAPITEL 6

Unerwünschte Arzneimittelwirkungen

Bei fast allen Arzneimitteln muss neben der **erwünschten** Hauptwirkung mit **unerwünschten** Nebenwirkungen gerechnet werden. Eine spezifische Wirkung eines Pharmakons auf eine einzige gestörte Körperfunktion ohne Beeinflussung der übrigen Körperfunktionen ist meistens nicht möglich.

Daher muss bei allen medikamentösen Therapien sorgfältig das mögliche Risiko durch die Nebenwirkungen mit dem voraussichtlichen therapeutischen Erfolg abgewogen werden.

❚❚ Ein Arzneimittel ohne jede Nebenwirkung hat in der Regel auch keine Hauptwirkung. ❚❚

6.1 Toxische Nebenwirkungen

Toxische Nebenwirkungen treten spezifisch bei bestimmten Arzneimitteln auf und sind von der verabreichten Dosis abhängig. Die Substanz schädigt bestimmte Organe oder Gewebe. Betroffen sind vor allem
- Magen-Darm-Trakt, z.B. durch Indometacin
- Niere, z.B. durch Gentamicin
- Leber, z.B. durch Isoniazid
- Zentrales Nervensystem, z.B. durch Neuroleptika
- Innenohr, z.B. durch Streptomycin.

❚❚ Toxische Nebenwirkungen sind dosisabhängig und stoffspezifisch. „Nur die Dosis macht das Gift." ❚❚

6.2 Allergische Reaktionen

Allergische Reaktionen gehören zu den häufigsten Nebenwirkungen von Arzneimitteln. Sie kommen bei manchen Stoffgruppen, wie z.B. Penicillinen, gehäuft vor. Allergische Reaktionen sind dosisunabhängig.

Die Reaktionen können dabei vom völlig harmlosen **Hautausschlag** mit Juckreiz bis zum tödlichen anaphylaktischen **Schock** verlaufen. Da bestimmte Stoffgruppen und bestimmte Individuen (mit allergischer Vorgeschichte) bevorzugt betroffen sind, können entsprechende Vorsichts- und Überwachungsmaßnahmen sowie eine strenge Indikationsstellung die Folgen mildern.

Beispiele
- Exanthem, Juckreiz und Quaddelbildung nach Penicillineinnahme
- Knochenmarksschädigungen durch Metamizol (z.B. Novalgin®).

Da ein anaphylaktischer Schock jedoch im Prinzip bei jedem Medikament auftreten kann, sollten beim Umgang mit Pharmaka die elementaren Behandlungsrichtlinien bei einer unerwarteten Unverträglichkeitsreaktion bekannt sein.

Leitsymptome
- Roter, juckender Ausschlag mit Bläschenbildung (Urtikaria)
- Atemnot, Herzrasen
- Blutdruckabfall
- Angstgefühl.

Grundsätzliches Vorgehen
- Unterbrechung von Injektion oder Infusion
- Arzt rufen
- Gabe entsprechender Medikamente wie Kortikoide (z.B. Urbason®), Antihistaminika (z.B. Tavegil®), Adrenalin (z.B. Suprarenin®).

6.3 Unerwünschte Wirkungen während Schwangerschaft und Stillzeit

Während der Schwangerschaft muss die Einnahme von Medikamenten wegen der möglichen Schädigung des Embryos oder Föten mit besonders sorgfältiger Indikationsstellung erfolgen.

6.3.1 Teratogene Arzneimittel

Viele Arzneimittel können die Plazenta passieren und die besonders empfindlichen kindlichen Zellen schädigen. **Teratogene** (die Frucht schädigende Stoffe) sind Substanzen, die Fehlbildungen am ungeborenen Kind verursachen.

‖ Die Plazenta ist für viele Arzneimittel durchlässig. ‖

Die Entwicklung der Frucht kann in praktisch allen Stadien beeinflusst werden. Bei Schädigungen vor Ablauf der 12. Woche spricht man von Embryopathien, danach von Fetopathien. Die Folgen für das Ungeborene sind vom Zeitpunkt der einwirkenden Noxe abhängig.

‖ Der Zeitpunkt der schädlichen Einwirkung ist für die Art der Schädigung entscheidend. ‖

Teratogene Arzneimittel (Beispiele)
- Thalidomid
- Kortison
- Zytostatika
- Anabolika
- Tetracycline.

Embryopathien

Schädigung der Frucht bis zur 12. Woche.

Schäden
In den ersten 3 Wochen nach der Konzeption verursachen Pharmaka (oder Infektionen) meist einen **Frühabort,** der häufig nicht als solcher erkannt wird, sondern wie eine verspätete Monatsblutung verläuft. Danach treten meist schwere **Missbildungen** auf:
- Fehlbildungen der Extremitäten
- Herzfehler
- Schäden an Auge, Ohr und Hirn.

‖ Embryopathien zeigen sich häufig an schweren Missbildungen. ‖

Fetopathien

Schädigung der Frucht nach der 12. Woche.

Schäden
Da nach der 12. Woche die Organanlage (Organogenese) abgeschlossen ist, verlaufen Fetopathien in der Regel mit weniger stark ausgeprägten Missbildungen. Insbesondere die Entwicklung von Augen, Gehirn und Geschlechtsorganen kann beeinflusst werden:
- Geistige Behinderung
- Sehschäden
- Fehlende Ausdifferenzierung der Geschlechtsorgane.

‖ Fetopathien verlaufen in der Regel ohne äußerlich sichtbare Missbildungen. ‖

6.3.2 Weitere unerwünschte Wirkungen in der Schwangerschaft

Einige typische unerwünschte Wirkungen von Arzneimitteln treten auch beim Fötus auf.
- Schädigung des Hörorgans durch Antibiotika (Aminoglykoside, z.B. Streptomycin)
- Zahnverfärbungen durch Tetracycline
- Störungen der Schilddrüsenfunktion durch Thyreostatika.

Zu Problemen kann es auch zum Ende einer Schwangerschaft und unter der Geburt kommen:
- Atemstörungen, Entzugserscheinungen beim Neugeborenen durch Opiate (z.B. Drogenabhängige)
- Erhöhte Blutungsgefahr und vorzeitiger Verschluss des Ductus arteriosus Botalli durch Aspirin®.

6.3.3 Unerwünschte Wirkungen in der Stillzeit

Auch in der Stillzeit sollten bestimmte Medikamente nicht eingenommen werden, da sie möglicherweise in die **Muttermilch** übergehen und darüber das Neugeborene schädigen können. Die Auswirkungen sind zwar durch die abgeschlossene Kindesentwicklung und die meist niedrigen Dosen nicht so gravierend, trotzdem kann es zu Nebenwirkungen kommen. Im Zweifel sollte die Mutter abstillen oder eine Stillpause einlegen. Die abgepumpte Milch ist zu verwerfen.

Tab. 6.1 Schädliche und unschädliche Arzneimittel in der Schwangerschaft (Auswahl).

Schädliche Arzneimittel (Missbildungen, erhöhte Abortrate)	Unschädliche Arzneimittel (bei therapeutischer Dosierung)
Analgetika (Opioide, NSAR, ASS)	Paracetamol
Orale Antidiabetika	Insulin
ACE-Hemmer	Betablocker
Aminoglykosid-Antibiotika	Penicilline
Drastische Laxanzien	Quellstoff-Laxanzien
Thyreostatika	Schilddrüsenhormone
Benzodiazepine	Eisenpräparate
Diuretika (Spironolacton, Thiazide)	Antazida
Gichtmittel (Allopurinol, Colchicin)	
Kortikoide	
Immunsuppressiva	
Zytostatika	
Anabolika	

KAPITEL 7

Analgetika

Analgetika sind Medikamente zur Bekämpfung des Schmerzes. Schmerz ist ein wichtiges Zeichen einer Erkrankung oder Verletzung von inneren und äußeren Organen. Er erfüllt damit eine Warn- und Schutzfunktion. Schmerzen sind für den Patienten meist quälend und belastend, so dass sie die häufigste Ursache für die Einnahme von Medikamenten sind.
Man unterscheidet zwei Gruppen von Analgetika:
- Opioid-Analgetika
- Nicht-Opioid-Analgetika.

Da der Schmerz nur ein Symptom und kein eigenständiges Krankheitsbild ist, muss immer auch die Ursache geklärt werden. Für viele Patienten, besonders bei chronischen Schmerzen oder Tumorschmerzen im Endstadium, ist eine ausreichende Schmerztherapie die einzige hilfreiche Therapiemaßnahme.

❚❚ Der Schmerz ist kein eigenständiges Krankheitsbild, sondern ein Symptom. ❚❚

In Einzelfällen können chronische Schmerzen so sehr in den Vordergrund treten und das eigentliche Krankheitsbild verdrängen, dass ein eigenständiges Krankheitssyndrom entsteht (Schmerzsyndrom). Dieses findet man z.B. bei chronischen Rücken- oder Migräneschmerzen.

7.1 Physiologie des Schmerzes

7.1.1 Schmerzentstehung

Erfolgt eine Gewebeschädigung durch mechanische, chemische, elektrische oder thermische Reize, so kommt es bei Überschreiten eines gewissen Schwellenwertes zur Freisetzung von sogenannten „Schmerz-Überträgerstoffen" (Mediatoren), wie z.B. Histamin, Bradykinin, Prostaglandin oder Serotonin.

Diese **Schmerz-Überträgerstoffe** vermitteln den Schmerz dann durch Erregung der Schmerzrezeptoren, die ihrerseits die Erregung über das Rückenmark ins Gehirn weiterleiten. Dort wird dann die Erregung zur bewussten Empfindung „Schmerz" verarbeitet.

❚❚ Schmerz entsteht durch die Freisetzung von Schmerzstoffen (Mediatoren), die zur Erregung von Schmerzrezeptoren führen. ❚❚

7.1.2 Schmerzqualitäten

Unterschieden werden **somatische** von **viszeralen** Schmerzen. Die viszeralen Schmerzen sind Eingeweideschmerzen (Galle- oder Harnleiterkoliken, Schmerzen im Magen-Darm-Trakt). Schmerzen von Muskeln, Bindegewebe, Haut etc. werden als somatische Schmerzen bezeichnet. Viszerale Schmerzen werden typischerweise als dumpfe Schmerzen empfunden.

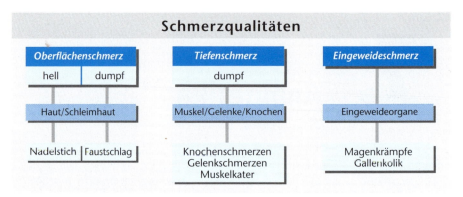

Abb. 7.1 Schmerzqualitäten.

7.1.3 Körpereigenes schmerzhemmendes System

Auch der Organismus selbst ist durch körpereigene Mechanismen in der Lage, die Schmerzempfindung herabzusetzen. Besonders die Stimulation der Opioid-Rezeptoren durch körpereigene Agonisten, die sogenannten Endorphine, dient der Schmerzdämpfung.

Vor allem in Extremsituationen (Verkehrsunfälle, traumatische Beinamputationen) wird zunächst kein Schmerz wahrgenommen, erst nach Schwinden der Anspannung kehrt die normale Schmerzempfindung wieder.

▌ Der Organismus verfügt über ein eigenes schmerzhemmendes System, deren Mittler die Endorphine sind. ▌

7.1.4 Medikamentöse Schmerzlinderung

Analgesie heißt Aufhebung der Schmerzempfindung. Für die medikamentöse Schmerzbeeinflussung stehen folgende Angriffspunkte zur Verfügung:
- Angriff an den peripheren Schmerzrezeptoren
- Hemmung der Erregungsleitung in den Nervenbahnen
- Angriff im ZNS an den zentralen Schmerzrezeptoren
- Beeinflussung des Schmerzerlebnisses.

Periphere Schmerzlinderung

Peripher kann der Schmerz vor allem über die Hemmung der Synthese (Neubildung) und Freisetzung von Prostaglandinen bekämpft werden. Prostaglandine sind Gewebshormone, die vor allem für die Vermittlung von Entzündungs- und Schmerzreizen verantwortlich sind. Eine Hemmung der Prostaglandinbildung führt zur Eindämmung von Entzündung und Schmerz.

▌ Prostaglandine sind Überträger des Schmerzes. ▌

Hemmung der Erregungsleitung

Die Hemmung der Erregungsleitung über die Nervenbahnen erfolgt vor allem durch **Lokalanästhesie**.

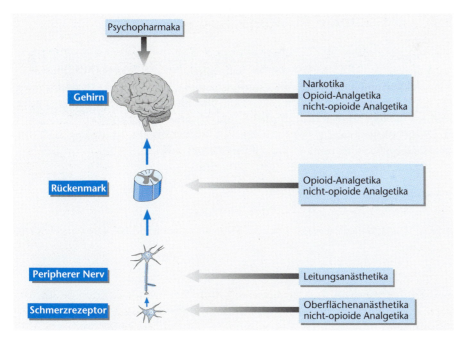

Abb. 7.2 Medikamentöse Schmerzbeeinflussung.

Zentrale Schmerzlinderung

Vor allem im ZNS gibt es sog. Opiatrezeptoren, die bei der Schmerzvermittlung eine große Rolle spielen. **Opiate** (z.B. Morphin) besetzen die physiologischen Opiatrezeptoren im körpereigenen schmerzhemmenden System und führen so zur Schmerzlinderung.

▌ Zentrale Schmerzlinderung mit Opiaten. ▌

Beeinflussung des Schmerzerlebnisses

Das Schmerzerlebnis kann durch **Psychopharmaka** (Neuroleptika, Antidepressiva) und Opioide beeinflusst werden. Diese Art der Beeinflussung ist vor allem bei der Behandlung schwerkranker Patienten von Bedeutung.

7.1.5 Anwendung der Analgetika

Vor dem Einsatz der Schmerzmittel müssen der Schmerztyp und die Schmerzstärke analysiert werden, um das geeignete Analgetikum einsetzen zu können.

Anwendung nicht-opioider Analgetika
- Entzündliche Schmerzen, Fieber
- Kopf- und Zahnschmerzen, Migräne
- Erkrankungen des rheumatischen Formenkreises.

Anwendung opioider Analgetika
- Traumatische Schmerzen
- Tumorschmerzen
- Operative und postoperative Schmerzdämpfung.

7.2 Nicht-opioide Analgetika

Nicht-opioide Analgetika wirken peripher und zentral über die Hemmung der Prostaglandinneubildung und -freisetzung. Außer ihrem schmerzdämpfenden Effekt (analgetisch) wirken sie entzündungshemmend (antiphlogistisch) und fiebersenkend (antipyretisch). Analgetika dieser Gruppe gehören zu den am häufigsten verschriebenen Pharmaka.

▌▌ Nicht-opioide Analgetika wirken analgetisch (schmerzlindernd), antiphlogistisch (entzündungshemmend) und antipyretisch (fiebersenkend). ▌▌

7.2.1 Salicylsäure-Derivate

Aspirin® (**Acetylsalicylsäure**) ist eines der ältesten und bewährtesten Medikamente gegen Schmerzen.

Pharmaka
- Acetylsalicylsäure (z.B. Aspirin®, Godamed®, Aspro®).

Indikationen
- Leichte bis mittelstarke Schmerzen (z.B. Zahnschmerzen, Kopfschmerzen)
- Fieber, leichtere Entzündungen
- In geringerer Dosierung (z.B. 100 mg) als Thrombozytenaggregationshemmer (Prophylaxe von Herzinfarkt und Schlaganfall).
- Strenge Indikation für Kinder < 12 Jahre wegen Gefahr des Reye-Syndroms.

Wirkungen
Durch die Hemmung von Cyclooxygenasen Verminderung der Prostaglandinsynthese:
- Schmerzlindernd (analgetisch)
- Entzündungshemmend (antiphlogistisch)
- Fiebersenkend (antipyretisch)
- Thrombozytenaggregationshemmend.

▌▌ Salicylsäure-Verbindungen wirken schmerzlindernd, entzündungshemmend und fiebersenkend. ▌▌

Nebenwirkungen
- Blutungsneigung
- Sodbrennen, Magengeschwüre
- Bei Dauergebrauch Verschlechterung der Nierenfunktion („Analgetika-Niere").

Vor allem die erhöhte **Blutungsneigung,** die durch eine Verminderung der Blutplättchenaggregation zustande kommt, ist eine wichtige Nebenwirkung. Langzeitige Einnahme von Acetylsalicylsäure kann zu Magenblutungen und erheblicher Blutungsgefahr bei Operationen führen. Daher sollten vor geplanten größeren Operationen Salicylate mindestens eine Woche vorher abgesetzt werden.

▌▌ Erhöhte Blutungsneigung bei Acetylsalicylsäure. ▌▌

Kontraindikationen
- Magen-Darm-Geschwüre, Gastritis
- Vorsicht bei Asthma bronchiale
- Geplante größere Operationen.

Besonderes
Bei Patienten mit Asthma bronchiale ist von einer Therapie mit Acetylsalicylsäure abzuraten, da es zur Auslösung eines Asthmaanfalls kommen kann. Dies geschieht durch vermehrte

Freisetzung von sog. Leukotrien (aus Leukozyten freigesetzte Vermittlersubstanzen bei Entzündungsreaktionen sowie beim anaphylaktischen Schock).

7.2.2 Paracetamol

Paracetamol ist ein Anilinderivat. Wie die Salicylsäurederivate wirkt es auch schmerzlindernd, fiebersenkend und entzündungshemmend, wobei die entzündungshemmende Wirkung sehr schwach ist.

Pharmaka
- Paracetamol (z.B. ben-u-ron®, Captin®).

Indikationen
- Schmerzen
- Fieber.

Wirkungen
Paracetamol wirkt über eine verminderte Prostaglandinfreisetzung im ZNS:
- Schmerzlindernd (analgetisch)
- Fiebersenkend (antipyretisch).

Nebenwirkungen
- Leberzellschädigung nur bei vorgeschädigter Leber und Überdosierung (über 10 g)
- Nierenschädigung.

Bekannt ist die ausgeprägte Nierenschädigung bei lang dauerndem Gebrauch von Phenacetin (Phenacetin-Niere).

❚❚ Phenacetin ist wegen der schweren Nebenwirkungen durch Paracetamol ersetzt worden. ❚❚

Kontraindikationen
- Leberzirrhose
- Glucose-6-Phosphatdehydrogenasemangel
- Bei Dauergebrauch Nierenschaden („Analgetika-Niere").

7.2.3 Pyrazol-Derivate

Zu den Pyrazol-Derivaten gehören die Phenazone und das Phenylbutazon. Sie haben neben **analgetischen** und **antiphlogistischen** Eigenschaften einen ausgeprägten **fiebersenkenden** Effekt (antipyretische Wirkung).

Pharmaka
- Metamizol, z.B. Novalgin®, Novaminsulfon®
- Propyphenazon, z.B. Demex®
- Phenylbutazon, z.B. Butazolidin® (eingeschränkte Anwendung wegen hoher Nebenwirkungsrate).

Indikationen
- Mittelstarke bis starke Schmerzen
- Fieber.

Wirkungen
Phenazone beeinflussen die Schmerzverabreitung im ZNS (allerdings nicht über Opioidrezeptoren) und führen zu einer Erschlaffung der glatten Muskulatur.

- Gut analgetisch
- Gut antipyretisch
- Antiphlogistisch (vor allem Phenylbutazon)
- Spasmolytisch (besonders stark Metamizol).

▮▮ Metamizol (z.B. Novalgin®) ist auch bei starken Schmerzen und durch seine spasmolytische Wirkung bei Kolikschmerzen sehr gut wirksam. ▮▮

Nebenwirkungen
- Allergische Agranulozytose
- Blutdruckabfall, u.U. Kreislaufschock bei zu schneller Injektion.

Kontraindikationen
- Hepatische Porphyrie (angeborene oder erworbene Störung der Produktion des roten Blutfarbstoffes)
- Glucose-6-Phosphat-Dehydrogenase-Mangel.

▮▮ Bei Novalgin® Gefahr der allergischen Knochenmarksschädigung (Agranulozytose). ▮▮

7.2.4 Nichtsteroidale Antirheumatika (NSAR)

Nichtsteroidale Antirheumatika haben neben ihrem analgetischen Effekt vor allem eine stark antiphlogistische Wirkung, weshalb sie vor allem bei Erkrankungen aus dem rheumatischen Formenkreis eingesetzt werden. Entzündlich degenerative (verschleißbedingte) und entzündlich rheumatische Veränderungen von Gelenken und umgebenden Weichteilen sind Einsatzgebiete von Antirheumatika, die man einteilt in:
- Nichtsteroidale Antirheumatika (NSAR)
- Glukokortikoide (steroidale Antirheumatika).

Die steroidalen Antirheumatika werden im entsprechenden Kapitel unter den Glukokortikoiden abgehandelt.

▮▮ Man unterscheidet in der Therapie der rheumatischen Erkrankungen die nichtsteroidalen (NSAR) von den steroidalen Antirheumatika (Glukokortikoide). ▮▮

Pharmaka
- Indometacin, z.B. Indomet®
- Acemetacin, z.B. Rantudil®
- Diclofenac, z.B. Voltaren®, Allvoran®
- Naproxen, z.B. Proxen®S
- Ibuprofen, z.B. Aktren®, Dolgit®, Imbun®, Dolormin®
- Tiaprofensäure, z.B. Surgam®
- Piroxicam, z.B. Piroflam®.

Indikationen
- Rheumatoide Arthritiden wie chronische Polyarthritis (Gelenkentzündungen durch Autoimmunreaktion)
- Degenerative Erkrankungen der Wirbelsäule und Gelenke (Arthrosen)
- Muskelrheumatismus
- M. Bechterew
- Zahn- und Kopfschmerzen
- Fieber
- Regelschmerzen.

Wirkungen
Die NSAR greifen in den sehr komplexen Entzündungsprozess ein. Über die Hemmung der Cyclooxygenase werden weniger Prostaglandine gebildet. Folgende Wirkungen werden erreicht, die je nach Medikament unterschiedlich stark ausgeprägt sind:

- Entzündungshemmend (antiphlogistisch)
- Fiebersenkend (antipyretisch)
- Schmerzlindernd (analgetisch).

▌ Nichtsteroidale Antirheumatika wirken antiphlogistisch (entzündungshemmend), antipyretisch (fiebersenkend) und analgetisch (schmerzlindernd). ▌

Nebenwirkungen
- Magen-Darmstörungen, z.B. Ulcus ventriculi
- Zentralnervöse Symptome wie Schwindel oder Kopfschmerzen
- Pseudoallergische Reaktionen wie Bronchospasmen.

▌ Klinisch bedeutsamste Nebenwirkung der NSAR ist das erhöhte Risiko einer Magenschleimhautschädigung, vor allem bei entsprechender Vorgeschichte (z.B. Ulkusleiden). ▌
Das Risiko ist abhängig von der Höhe der Dosierung und der Therapiedauer. Vor allem bei Langzeittherapie ist die Entstehung von Magengeschwüren und Magenblutungen möglich.
▌ Bei längerer Gabe von NSAR Magenschutz! ▌

Kontraindikationen
- Bestehende Ulcera des Magen-Darm-Traktes
- Schwere Leber- und Nierenerkrankungen
- Schwangerschaft und Stillzeit.

Besonderes
Um das Risiko einer Magenschädigung bei Langzeittherapie zu mindern, kann gleichzeitig der halbsynthetische Prostaglandin-Abkömmling Misoprostol (z.B. Cytotec®) oder ein Protonenpumpenhemmer, z.B. Omeprazol, gegeben werden.

7.2.5 COX-II-Hemmer (Coxibe)

Wie nichtsteroidale Antirheumatika hemmen COX-II-Hemmer die Prostaglandinsynthese, indem sie Cyclooxygenasen (COX) hemmen. Sie wirken jedoch spezifischer, so dass die COX-I, die die magenschützenden Prostaglandine synthetisiert, nicht beeinflusst wird. Dadurch sind die Nebenwirkungen auf den Magen geringer.

Pharmaka
- Celecoxib, z.B. Celebrex®
- Etoricoxib, z.B. Arcoxia®.

Indikationen
Wie nichtsteroidale Antirheumatika:
- Verschiedene rheumatische Erkrankungen (Arthritiden, Arthrosen und Muskelrheumatismus)
- Regelschmerzen.

Wirkungen
- Entzündungshemmend (antiphlogistisch)
- Fiebersenkend (antipyretisch)
- Schmerzlindernd (analgetisch).

Nebenwirkungen
- Infektionen der oberen Atemwege
- Herz-Kreislauf-Komplikationen besonders bei entsprechender Vorgeschichte
- Zentralnervöse Symptome wie Kopfschmerzen.

7.3 Opioide Analgetika

Opioid-Analgetika greifen hauptsächlich an den zentralen **Opiatrezeptoren** des körpereigenen schmerzhemmenden Systems an. Dadurch werden Weiterleitung und Verarbeitung von Schmerzimpulsen unterdrückt.

7.3.1 Wirkungen der Opioid-Analgetika

Im Prinzip wirken alle Opioide gleich, lediglich in der Wirkintensität bestehen Unterschiede.

Zentrale Wirkungen der Opioid-Analgetika
- Starke Schmerzdämpfung
- Beruhigende Wirkung
- Beseitigung von Angstgefühlen, Verbesserung der Stimmungslage
- Hemmung des Atemzentrums (Atemdepression)
- Miosis (Engstellung der Pupille)
- Toleranz- und Suchtauslösung bei wiederholter Gabe.

Periphere Wirkungen der Opioid-Analgetika
- Herabsetzung der Magen-Darm-Tätigkeit (Verstopfung)
- Miktionsstörungen, Harnverhalt
- Kontraktion der Gallenwege
- Blutdrucksenkung.

7.3.2 Sehr starke und starke Opioid-Analgetika

Opioid-Analgetika mit Wirkstärken von über 1 bis 1000 (bezogen auf Morphin) werden bei starken bis stärksten Schmerzzuständen eingesetzt. Morphin ist ein natürlicher Bestandteil des Opiums (getrockneter Milchsaft des Schlafmohns). Neben dem als natürliches Opiumalkaloid vorkommenden Morphin werden halbsynthetisch veränderte Derivate des Morphins und synthetisch hergestellte Opioide eingesetzt.

Pharmaka
- Morphin, z.B. MST 10–100®
- Levomethadon, z.B. L-Polamidon®
- Fentanyl, z.B. Durogesic®
- Piritramid, z.B. Dipidolor®.
- Buprenorphin, z.B. Temgesic®.

Wirkungen
- Starke Schmerzdämpfung
- Beruhigende Wirkung
- Beseitigung von Angstgefühlen, Verbesserung der Stimmungslage.

Indikationen
- Stärkste Schmerzzustände, z.B. postoperative Schmerzen
- Patienten mit schweren Tumorschmerzen
- Infarkt, Lungenödem
- Ersatzmittel für Heroinsüchtige (Levomethadon, Buprenorphin).

Zentrale Nebenwirkungen
- Atemdepression
- Erbrechen (klingt nach wiederholter Gabe ab)
- Euphorie und Suchtauslösung.

‖ Starke Opioide wegen Suchtgefahr nur bei schwersten Schmerzzuständen. ‖

Periphere Nebenwirkungen
- Bradykardie und Blutdrucksenkung
- Harnverhalt
- Obstipation (Verstopfung).

Durch den erhöhten Spannungszustand der glatten Muskulatur kommt es zur spastischen Verstopfung des gesamten Verdauungstraktes. Dies führt auch zu einer Erhöhung des Blasensphinktertonus mit erschwerter Harnentleerung.

Kontraindikationen
- Lungenemphysem
- Asthma bronchiale
- Gallenkolik
- Unter der Geburt
- Stillende Mütter.

Vergiftungssymptome
- Miosis
- Koma
- Atemdepression.

Bei Morphinvergiftungen wird als Gegenmittel Naloxon (Narcanti®) gegeben. Es reicht in der Regel weniger als 1mg aus, um eine Morphinvergiftung zu antagonisieren.

Besonderes
- Morphin → Wirkung ist durch Dosiserhöhung praktisch unbegrenzt steigerbar
- Buprenorphin → partieller Antagonist an Opiatrezeptoren, dadurch besser verträglich, aber Ceiling-Effekt (oberhalb einer bestimmten Dosis nehmen nur die Nebenwirkungen, nicht jedoch der analgetische Effekt zu)
- Fentanyl → sehr starke (Wirkstärke 100), schnelle und kurze Wirkung, gut für Pflaster geeignet
- L-Polamidon® → wirkt 4 × stärker als Morphin, gut oral wirksam, häufig zur Substitution bei Süchtigen („Methadon-Programm") eingesetzt
- Dipidolor® → wirkt länger als Morphin.

7.3.3 Schwache Opioid-Analgetika

Opioid-Analgetika mit Wirkstärken von unter 1 (bezogen auf Morphin) werden bei mittelstarken Schmerzen und häufig in Kombination mit Nicht-Opioid-Analgetika eingesetzt. Codein und verwandte Substanzen werden außerdem als Antitussiva eingesetzt.

Pharmaka
- Pethidin, z.B. Dolantin®
- Codein, z.B. Codiopt®
- Tramadol, z.B. Tramal®
- Tilidin + Naloxon, z.B. Valoron® N.

Indikationen
- Mittelstarke Schmerzen
- Starke Schmerzen in Kombination mit Nichtopioiden
- Reizhusten (Codein).

Wirkungen
- Wie starke Opioide, nur weniger ausgeprägt
- Unterdrücken den Hustenreiz.

Nebenwirkungen
Die Nebenwirkungen entsprechen in etwa denen der starken Opioide, da ihre Wirkung ebenfalls über die Besetzung der Opiatrezeptoren zustande kommt. Sie sind nur schwächer ausgeprägt.

Besonderes
- Dolantin® → 10 × schwächer als Morphin, aber schneller Wirkeintritt
- Valoron® N → N steht für Naloxon, dieses ist zugesetzt und wirkt bei Überdosierung als Opioid-Antagonist, dadurch Dämpfung der suchterzeugenden Wirkung.
- Codein → oft in Kombination mit Nicht-Opioid-Analgetika (Gelonida®).

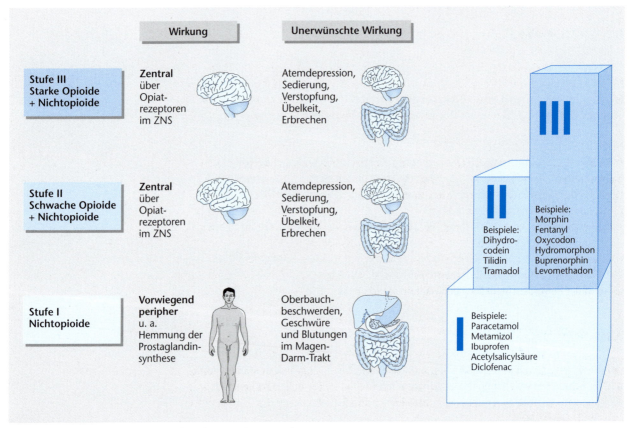

Abb. 7.3 Stufenplan zur Therapie chronischer Schmerzen. (A 400-157)

KAPITEL 8

Am vegetativen Nervensystem wirksame Pharmaka

8.1 Grundlagen

Das Nervensystem dient der Nachrichtenübermittlung. Es ist ebenso wie das hormonelle System ein wichtiges Koordinations- und Steuerorgan, die Prozesse laufen jedoch wesentlich schneller ab. Neben der anatomischen Unterteilung in ein zentrales und ein peripheres Nervensystem kann man auch nach funktionellen Gesichtspunkten in ein **willkürliches** und ein **unwillkürliches Nervensystem** unterteilen.

Für die Pharmakologie besonders bedeutsam ist der unwillkürliche Teil des Nervensystems, da zahlreiche Arzneimittel über das vegetative Nervensystem wirken.

8.1.1 Willkürliches und unwillkürliches Nervensystem

Das willkürliche Nervensystem dient der bewussten Wahrnehmung und der willkürlichen Muskelbewegung. Es gliedert sich in einen sensibel/sensorischen und einen motorischen Anteil.

Sensorik und Motorik

Der **sensorische** Teil des Nervensystems ist für die Weiterleitung von bewussten Empfindungen oder Sinneseindrücken zuständig (Temperatur, Schmerz). Informationen, die den Organismus in verschiedener Form erreichen, werden aufgenommen, weitergeleitet und zentral verarbeitet.

Der **motorische** Teil des Nervensystems ist für die Willkürmotorik zuständig. Mithilfe der quer gestreiften Skelettmuskulatur werden bewusst Kontraktionen und Bewegungsabläufe durchgeführt.

▌ Das willkürliche System dient der Aufnahme, Weiterleitung und Verarbeitung von Reizen und der bewussten Steuerung der Willkürmotorik. ▌

Vegetatives Nervensystem

Das **vegetative** (unwillkürliche) Nervensystem beeinflusst die glatte Muskulatur der inneren Organe und Gefäße sowie Herz und Drüsen. Es steuert die Funktionen der Organe und unterliegt nicht dem Willen. Man unterscheidet im vegetativen Nervensystem aufgrund gegensätzlicher Funktionen **Sympathikus** und **Parasympathikus.** Diese beiden Systeme halten sich im Gleichgewicht.

Der Parasympathikus dämpft die Leistungsbereitschaft, er senkt Arbeit und Stoffverbrauch. Dadurch dient er der Erholung und Wiederherstellung des Organismus. Der Sympathikus verbessert die Fähigkeit zur Arbeitsleistung. Er sorgt für die Entfaltung aktueller Energie und steigert Arbeit und Stoffverbrauch.

Tab. 8.1 Organwirkungen nach Erregung des Sympathikus – Parasympathikus.

Organ	Sympathikus	Parasympathikus
Herz		
Frequenz	Erhöhung	Erniedrigung
Kontraktionskraft	Erhöhung	Erniedrigung
Blutgefäße		
Koronargefäße	Erweiterung	Erweiterung
Hautgefäße	Verengung	Erweiterung
Muskelgefäße	Erweiterung	–
Eingeweidegefäße	Verengung	–
Lunge		
Bronchien	Erweiterung	Verengung
Magen-Darm-Kanal		
Peristaltik	Abschwächung	Verstärkung
Schließmuskulatur	Kontraktion	Erschlaffung
Gallenblase	Erschlaffung	Kontraktion
Harnblase		
Schließmuskel	Kontraktion	Erschlaffung
Pupille	Erweiterung	Verengung

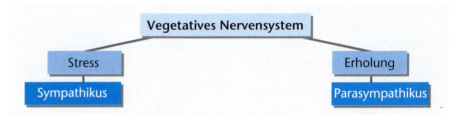

Abb. 8.1 Sympathikus und Parasympathikus.

8.1.2 Neurotransmitter des vegetativen Nervensystems

Die Informationsübertragung zwischen zwei Nervenzellen erfolgt an einer sog. **Synapse.** Die Erregungsübertragung an der Synapse erfolgt auf chemischem Wege mittels spezieller Überträgerstoffe **(Neurotransmitter).**

Der im Nerven fortgeleitete, elektrische Impuls trifft auf die am Nervenende gespeicherten Überträgerstoffe, die dann in den Spaltraum abgegeben werden, sich am anderen Ende an Rezeptoren anlagern und eine entsprechende Reaktion auslösen (z.B. Muskelkontraktion). Die Erregungsübertragung an der Synapse kann durch Arzneimittel in vielfältiger Weise beeinflusst werden.

❚ Die Erregungsübertragung an der Synapse erfolgt auf chemischem Wege mittels spezieller Überträgerstoffe, den Neurotransmittern. ❚

Acetylcholin

Acetylcholin gehört zu den wichtigsten chemischen Überträgerstoffen im Organismus, vor allem im Bereich des **vegetativen** Nervensystems. Acetylcholin wird in den Nervenendigungen gebildet und sorgt für die Erregungsübertragung an:
- Allen Synapsen des Parasympathikus (muscarinerge Rezeptoren)
- Allen Synapsen an der muskulären Endplatte (neuromuskuläre Synapse mit nicotinergen Rezeptoren)
- Den Fasern des Sympathikus, die die Schweißdrüsen innervieren
- Den ganglionären Neuronen des Sympthicus (nicotinerge Rezeptoren)
- Einigen Synapsen im zentralen Nervensystem.

Tab. 8.2 Neurotransmitter und ihre Angriffssorte.

Neurotransmitter	Wirkort
Acetylcholin	muskuläre Endplatte (neuromuskuläre Synapse) Synapsen des Parasympathikus die Schweißdrüsen innervierenden sympathischen Fasern ganglionäre Neuronen des Sympathikus, ZNS
Noradrenalin	Synapsen des Sympathikus, ZNS
Dopamin	ZNS (Basalganglien, limbisches System, Hypothalamus)
Serotonin	ZNS, Magen-Darm-Trakt
Adrenalin	Synapsen des Sympathikus, ZNS
GABA	ZNS (hemmend)
Glutaminsäure	ZNS (zentral erregend)

❚ Acetylcholin ist der Überträgerstoff an allen motorischen Endplatten, der Ganglien, des Parasympathikus und im ZNS. ❚

Noradrenalin

Noradrenalin wird im Nebennierenmark sowie im gesamten sympathischen Nervensystem gebildet und dient der Informationsübertragung an:
- Den Endsynapsen des Sympathikus
- Einigen Synapsen im zentralen Nervensystem.

Ausgenommen von dieser Regelung sind Schweißdrüsen und einige Muskelgefäße, die postganglionär Acetylcholin als Überträgersubstanz haben.

❚ Noradrenalin ist der Überträgerstoff des Sympathikus. ❚

Andere Neurotransmitter

Neben den beiden o.g. für das vegetative Nervensystem wichtigsten Neurotransmittern gibt es noch eine Reihe weiterer Überträgersubstanzen mit unterschiedlichen Angriffsorten:
- **Adrenalin.** Kommt neben Noradrenalin am Sympathikus und vereinzelt im Bereich des Zentralnervensystems vor; ist beteiligt an der Regulation des Blutdrucks
- **Dopamin.** Kommt hauptsächlich an den Synapsen im Bereich des ZNS vor; ist beteiligt an der Willkürmotorik und der Hypophysenfunktion
- **Serotonin.** Kommt hauptsächlich im Bereich des Hirnstamms und Magen-Darm-Traktes vor; ist beteiligt an Schlaf-Wach-Rhythmus und Regulation der Körpertemperatur
- **Gamma-Amino-Buttersäure (GABA).** Wichtigster hemmender Neurotransmitter im Bereich des ZNS
- **Glutaminsäure.** Wichtigster erregender Neurotransmitter im Bereich des ZNS; ist beteiligt an Lern- und Gedächtnisvorgängen
- **Seltenere Transmitter.** Asparaginsäure, Glycin, Histamin (zentral hemmend).

8.2 Am Parasympathikus wirksame Pharmaka

Der Parasympathikus ist der für die Erholung zuständige Teil des vegetativen Nervensystems. Er dient der Regeneration und dem Aufbau körperlicher Leistungsreserven und fördert die Verdauung.

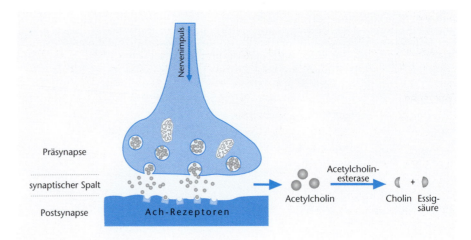

Abb. 8.2 Erregungsübertragung am Parasympathikus.

Wirkungen
- Verlangsamung von Herz- und Atemfrequenz
- Verengung der Pupillen (Miosis)
- Verstärkung der Magen-Darm-Motilität
- Anregung des Stuhlgangs und der Blasenentleerung.

Erregungsübertragung an der Synapse

In den Nervenendigungen des Parasympathikus finden sich kleine Bläschen (Vesikel), die eine bestimmte Menge **Acetylcholin** (Ach) in sich tragen. Wenn ein elektrischer Impuls das Nervenende (Synapse) erreicht, werden die Acetylcholin enthaltenden Vesikel in den synaptischen Spalt entleert. Freies Acetylcholin wird teilweise durch die **Cholinesterase** inaktiviert, der andere Teil bindet sich an den auf der Gegenseite befindlichen Rezeptor. Das durch die Cholinesterase in Cholin und Essigsäure zerlegte Acetylcholin wird wieder in das Nervenende aufgenommen und dort resynthetisiert.

Pharmakologische Angriffsorte

An vielen Stellen der Erregungsübertragung sind mittels Pharmaka Eingriffe in den natürlichen Mechanismus möglich.

Verstärkung der parasympathischen Wirkungen
- Stimulation des Rezeptors (direkte parasympathomimetische Wirkung)
- Hemmung der Cholinesterase (bewirkt eine erhöhte Konzentration von Acetylcholin im synaptischen Spalt, indirekte parasympathomimetische Wirkung).

Abschwächung der parasympathischen Wirkungen
- Hemmung des Rezeptors (parasympatholytische Wirkung).

8.2.1 Direkte Parasympathomimetika

Direkte Parasympathomimetika ähneln chemisch dem Acetylcholin. Sie besetzen die Acethylcholin-Rezeptoren und stimulieren diese.

Pharmaka
- Carbachol
- Pilocarpin, z.B. Pilomann®.

Indikationen
- Postoperative Darm- und Blasenatonie, z.B. Carbachol
- Glaukomtherapie (Grüner Star; durch Engstellen der Pupillen kommt es zu verbessertem Abfluss des Augenkammerwassers und damit zur Druckentlastung der Augenkammer).

Wirkungen
- Erregung spezifischer Acetylcholin-Rezeptoren
- Verstärkung der physiologischen Acetylcholin-Wirkung.

Nebenwirkungen (cholinartig)
- Verstärkter Speichelfluss
- Durchfall, Erbrechen, Übelkeit
- Bronchokonstriktion.

Kontraindikationen
- Bradykardie, Hypotonie, Herzinsuffizienz
- Asthma bronchiale (Verstärkung der Bronchospastik, auch nach Augentropfen)
- Hyperthyreose
- Ulcus ventriculi.

Besonderes
Die Nebenwirkungen der direkten Parasympathomimetika werden durch Atropin abgeschwächt bzw. aufgehoben.

❚❚ Direkte Parasympathomimetika imitieren durch chemische Ähnlichkeit am Rezeptor die Wirkungen des Acetylcholins. ❚❚

8.2.2 Indirekte Parasympathomimetika

Indirekte Parasympathomimetika hemmen das Enzym Cholinesterase (Cholinesterasehemmer). Dadurch verzögern oder verhindern sie den Abbau des Acetylcholins und verstärken dessen Wirkung.

Pharmaka
- Pyridostigmin, z.B. Mestinon®
- Neostigmin, z.B. Neostig®
- Distigminbromid, z.B. Ubretid®
- Physostigmin, z.B. Anticholium®.

Indikationen
- Myasthenia gravis (Muskelschwäche)
- Vergiftung mit Atropin und trizyklischen Antidepressiva (Anticholium®)
- Antagonisierung der Wirkung nicht depolarisierender Muskelrelaxanzien (Neostig®)
- Postoperative Darmatonie (Ubretid®).

Wirkung
- Reversible Acetylcholinesterase-Hemmung. Physostigmin ist, im Gegensatz zu den anderen Medikamenten, ZNS-gängig und wirkt dort bei Atropinvergiftungen.

Nebenwirkung
- Wie direkte Parasympathomimetika.

Kontraindikationen
- Asthma bronchiale
- Herzinsuffizienz, Myokardinfarkt

- Bradykardie
- Darmverschlüsse (Ileus), Ulkusleiden.

❚❚ Indirekte Parasympathomimetika hemmen die Cholinesterase und damit den Abbau des Acetylcholins und verstärken so dessen Wirkung. **❚❚**

8.2.3 Parasympatholytika

Parasympatholytika verdrängen das Acetylcholin vom Rezeptor. Dadurch schwächen sie dessen Wirkung ab oder heben sie ganz auf. Die Verdrängung erfolgt kompetitiv und ist demnach von der Dosis abhängig.

Pharmaka
- Atropin, z.B. Dysurgal®
- Tropicamid, z.B. Mydriatikum Stulln® Augentropfen
- Scopolamin, z.B. Boroscopol®, Scopoderm®
- Butyl-Scopolamin, z.B. Buscopan®.

Indikationen
- Pupillenerweiterung zwecks Augenspiegelung (Mydriatikum®)
- Spasmen im Magen-Darm-Trakt (Buscopan®)
- OP-Prämedikation (Atropin®)
- Bradykardie (Atropin®)
- Reiseübelkeit (Scopoderm®).

Wirkung
- Kompetitive Verdrängung des Acetylcholins vom Rezeptor.

Nebenwirkungen
- Mundtrockenheit
- Hautrötung
- Auslösung eines Glaukomanfalls (Erhöhung des Augeninnendruckes)
- Tachykardie
- Miktionsbeschwerden, Darmatonie
- Akkomodationsbeschwerden.

Kontraindikationen
- Glaukom
- Pylorusstenose, Darmstenosen
- Hyperthyreose
- Tachykardie (Tachyarrhythmie)
- Prostatavergrößerung mit vermehrter Restharnbildung.

Besonderes
Vorsichtige Dosierung bei Säuglingen und kleinen Kindern. Bei Atropinvergiftungen sollte ein indirektes, liquorgängiges Parasympathomimetikum gegeben werden, z.B. Physostigmin.

Atropinvergiftung

Die Atropinvergiftung ist durch die folgenden Symptome gekennzeichnet:
- Hautrötung
- Mydriasis (Pupillenerweiterung)
- Tachykardie
- Mundtrockenheit
- Zentralnervöse Symptome (Erregungszustände, Halluzinationen).

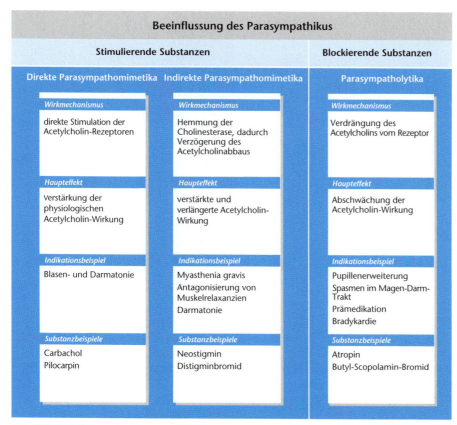

Abb. 8.3 Beeinflussung des Parasympathikus durch Arzneimittel.

▌ Vergiftungen mit der Tollkirsche (Atropa belladonna) werden durch den hohen Gehalt an Atropin verursacht. ▌

8.3 Am Sympathikus wirksame Pharmaka

Der Sympathikus ist aktiviert bei erhöhter körperlicher Leistung, in Stress- oder Notfallsituationen. Bei Tieren spricht man vom sog. **„Fluchtnerv",** weil durch den Sympathikus die Organe so beeinflusst werden, dass sie der Flucht dienlich sind. Der Stoffwechsel wird katabol (abbauend), um die benötigten Reserven des Körpers zu mobilisieren.

Wirkungen
- Blutdruckerhöhung
- Gefäßengstellung in Haut und Niere
- Pupillenerweiterung
- Dämpfung der Magen-Darm-Motilität
- Erschlaffung der Bronchialmuskulatur
- Erhöhung des Blutzuckerspiegels.

▌ Der Sympathikus wird im Tierreich auch als Fluchtnerv bezeichnet. Er mobilisiert die „Kraftreserven" des Körpers. ▌

Der Überträgerstoff des Sympathikus ist das **Noradrenalin.** Es wird überall im Bereich des Sympathikus und im Nebennierenmark gebildet. Das Noradrenalin befindet sich in den Vesikeln (kleine Speicherbläschen) und wird von dort nach einem Nervenreiz (elektrischer Impuls) in den synaptischen Spalt entleert. Noradrenalin bindet sich an Rezeptoren der nach-

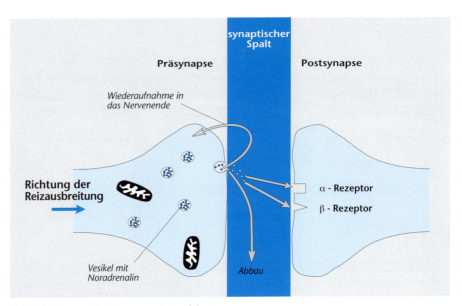

Abb. 8.4 Erregungsübertragung am Sympathikus.

folgenden Zelle und löst dort erneut eine Erregung aus. 90% des Noradrenalins werden danach wieder in die Vesikel der ersten Nervenzelle aufgenommen. Ein kleiner Teil diffundiert ab oder wird abgebaut.

Pharmakologische Angriffsorte

Pharmaka können an vielen Stellen in den physiologischen Ablauf eingreifen und auf diese Weise die Wirkungen des Noradrenalins verstärken oder abschwächen.

Verstärkung des Sympathikus
- Erregung der Rezeptoren durch chemische Ähnlichkeit mit Noradrenalin durch Noradrenalin-Agonisten (direkte Sympathomimetika)
- Freisetzung des Noradrenalins aus den Speichern (indirekte Sympathomimetika)
- Hemmung der Wiederaufnahme des Noradrenalins in das Nervenende (indirekte Sympathomimetika)
- Blockade des Abbaus von Noradrenalin (indirekte Sympathomimetika).

Abschwächung des Sympathikus
- Blockade der Noradrenalin-Rezeptoren durch Noradrenalin-Antagonisten (direkte Sympatholytika)
- Blockade der Noradrenalin-Freisetzung aus den Speichervesikeln (indirekte Sympatholytika).
- Abschwächung des Sympathikus durch Eingriff in dessen Eigenregulation (Antisympathotonika).

Rezeptoren des Sympathikus

Die „adrenergen" Rezeptoren, die die Sympathikuseffekte vermitteln, lassen sich in α- und β-Rezeptoren und weiter in α_1-, α_2- bzw. β_1- und β_2-Rezeptoren unterteilen. Diese Rezeptoren vermitteln verschiedene Wirkungen aufgrund ihrer unterschiedlich starken Verteilung an den Erfolgsorganen des Sympathikus.

8.3.1 Direkte Sympathomimetika

Direkte Sympathomimetika ähneln chemisch dem Adrenalin und Noradrenalin. Sie erregen die sympathischen Rezeptoren direkt und verstärken die physiologische Sympathikuswirkung. Sie werden in α- und/oder β-Rezeptoren stimulierende Sympathomimetika unterteilt.

α- und β-Rezeptoren stimulierende Substanzen

Diese Sympathomimetika stimulieren sowohl α- als auch β-Rezeptoren. β-Rezeptoren finden sich in großer Zahl an Herz, Bronchien und Uterus, α-Rezeptoren vor allem an den Gefäßen.

Pharmaka
- Etilefrin, z.B. Effortil®
- Adrenalin, z.B. Suprarenin®
- Noradrenalin, z.B. Arterenol®
- Phenylephrin, z.B. Neo-Synephrine®.

Indikationen
- Konjunktivitis durch Gefäßverengung (Phenylephrin)
- Kreislaufschock durch Vasodilatation (Noradrenalin)
- Hypotonie (Etilefrin)
- Anaphylaktischer Schock (Adrenalin)
- Herzstillstand (Adrenalin).

❚❚ Beim Herz-Kreislaufstillstand ist Adrenalin zur Stimulation der α-und β-Rezeptoren Medikament der ersten Wahl. ❚❚

Wirkungen
- Bronchodilatation (Erweiterung der Bronchien)
- Zunahme der Herzfrequenz und Kontraktionskraft
- Erhöhung des Blutzuckers und der freien Fettsäuren
- Erhöhung des peripheren Widerstands (Adrenalin in hoher Dosierung)
- Erhöhung des peripheren Widerstands (Noradrenalin)
- Mydriasis.

Nebenwirkungen
- Extrasystolen (Adrenalin)
- Gesteigerter O_2-Verbrauch des Herzens, Angina-pectoris-Anfälle (Adrenalin)
- Hyperglykämieneigung (Adrenalin)
- Reflektorische Bradykardie (Noradrenalin).

Kontraindikationen
- Lokalanästhesie an den Akren (Gangrängefahr)
- Koronarsklerose
- Hyperthyreose
- Phäochromozytom (Katecholamin produzierender Tumor des Nebennierenmarkes)
- Prostatahypertrophie
- Halothannarkose (Gefahr von Extrasystolen)
- Diabetes mellitus
- Glaukom (Noradrenalin).

Besonderes
Adrenalin reagiert mit α- und β-Rezeptoren, Noradrenalin überwiegend mit den α-Rezeptoren.
❚❚ Adrenalin ist ein Medikament der Notfalltherapie. ❚❚

α-Sympathomimetika

α-Sympathomimetika erregen vorwiegend α-Rezeptoren. α-Rezeptoren finden sich in großer Zahl am Gefäßsystem und führen bei Erregung zur Engstellung der Gefäße. Sie eignen sich daher bei systemischer Anwendung zur Therapie der Hypotonie (s.a. indirekte Sympathomimetika), bei lokaler Anwendung zur Schleimhautabschwellung.

Pharmaka
- Oxymetazolin, z.B. Nasivin®
- Xylometazolin, z.B. Otriven®, Olynth®
- Tetryzolin, z.B. Yxin® für das Auge
- Naphazalin, z.B. Privin®.

Indikationen
- Abschwellung der Nasenschleimhaut
- Konjunktivitis.

Wirkungen
Durch selbstständige Erregung der postsynaptischen Rezeptoren:
- Vasokonstriktion der Schleimhäute
- Abschwellung.

Nebenwirkungen
- Reaktive Mehrdurchblutung (Arzneimittelrhinitis)
- Brennende Schmerzen
- Systemische Nebenwirkungen (Herzklopfen, Angina-pectoris, Rhythmusstörungen)
- Atemstörung bei Säuglingen (Dosierung beachten!).

▌▌ Hauptwirkung der α-Sympathomimetika ist die Gefäßengstellung und Schleimhautabschwellung. ▌▌

Kontraindikationen
- Glaukom (Yxin®)
- Rhinitis sicca („trockener Schnupfen").

β-Sympathomimetika

β-Sympathomimetika erregen vorwiegend β-Rezeptoren. Diese finden sich vor allem an Herz (vorwiegend $β_1$-Rezeptoren), Bronchien (vor allem $β_2$-Rezeptoren) und Uterus.

$β_2$-Rezeptor-stimulierende Pharmaka werden vor allem zur Bronchienerweiterung beim Asthma bronchiale eingesetzt.

Pharmaka mit gleich starker $β_1$- und $β_2$-Stimulation
- Orciprenalin, z.B. Alupent®.

Pharmaka mit überwiegender $β_2$-Stimulation
- Salbutamol, z.B. Sultanol®
- Fenoterol, z.B. Berotec®, Partusisten®
- Reproterol, z.B. Bronchospasmin®
- Terbutalin, z.B. Bricanyl®
- Clenbuterol, z.B. Spiropent®
- Formoterol, z.B. Foradil®.

Pharmaka mit überwiegender $β_1$-Stimulation
- Dobutamin, z.B. Dobutrex®.

Indikationen für β$_1$- (und β$_2$-)Sympathomimetika
- AV-Block, auf Atropin therapierefraktäre Bradykardie (Orciprenalin)
- Verbesserung der Herzauswurfleistung (Dobutamin).

Indikationen für β$_2$-Sympathomimetika
- Asthma bronchiale (z.B. Salbutamol, Reproterol, Formoterol)
- Wehenhemmung (Fenoterol).

Wirkung
- Direkte Stimulation der postsynaptischen β-Rezeptoren.

▌ Die β-Sympathomimetika mit überwiegender β$_2$-Wirkung werden vor allem in der Therapie des Asthma bronchiale eingesetzt. ▌

Nebenwirkungen
- Tachykardie (Mitreaktion der β$_1$-Rezeptoren)
- Steigerung des O_2-Verbrauchs des Herzens
- Blutzuckeranstieg.

Kontraindikationen
- Hyperthyreose
- Herzinsuffizienz
- Glaukom
- Tachykardie.

Besonderes
Wehenhemmende Mittel dürfen nur gegeben werden, wenn bei Mutter und Kind in der elektrokardiographischen Überwachung keine Komplikationen (z.B. Tachykardie) zu erkennen sind. Durch die glukosemobilisierende Wirkung muss bei Diabetes-Patienten an die Entwicklung einer hyperglykämischen Ketoazidose gedacht werden.

In der Therapie des Asthma bronchiale werden β$_2$-Sympathomimetika in kurz wirksame (z.B. Salbutamol, Fenoterol, Wirkdauer 4–6 Stunden) und lang wirkende (z.B. Formoterol, Wirkdauer etwa 8–12 Stunden) unterteilt. Bronchodilatatoren sollten zunächst als Dosieraerosol angeboten werden, um schnell an den Ort der Anwendung zu gelangen und systemische Nebenwirkungen zu vermeiden.

8.3.2 Indirekte Sympathomimetika

Indirekte Sympathomimetika bewirken eine vermehrte Freisetzung von Noradrenalin aus den Speichervesikeln und hemmen die Wiederaufnahme des Noradrenalins. Die Noradrenalinkonzentration im synaptischen Spalt bzw. an den Rezeptoren wird erhöht und die Wirkung des Sympathikus verstärkt.

Pharmaka
- Ephedrin, z.B. Wick MediNait®
- Norephedrin, z.B. Recatol N®.
- Pseudoephedrin, z.B. Reactine duo N®, Aspirin Complex®.

Indikationen
- Schleimhautabschwellung und Bronchienerweiterung bei Allergie oder grippalem Infekt.
- Bei Übergewicht als Appetitzügler.

Wirkungen
- Verdrängung des Noradrenalins aus den Vesikeln
- Hemmung der Wiederaufnahme aus dem Spaltraum.

Nebenwirkungen
- Schlafstörungen
- Unruhe
- Tachyphylaxie.

Kontraindikationen
- Glaukom
- Hyperthyreose
- Hypertonie
- Tachykardie.

Besonderes
Indirekte Sympathomimetika unterliegen dem Phänomen der Tachyphylaxie.

8.3.3 Direkte Sympatholytika

Sympatholytika blockieren die Rezeptoren des Sympathikus und schwächen die Sympathikuswirkung ab oder heben sie auf. Entsprechend den beiden Rezeptortypen gibt es:
- α-Rezeptorenblocker
- β-Rezeptorenblocker.

α-Blocker

α-Blocker blockieren die postsynaptischen α-Rezeptoren und heben damit die Wirkung von Noradrenalin auf oder schwächen sie ab. Die Blockade der α-Rezeptoren führt zu einer Gefäßerweiterung.

Pharmaka
- Prazosin, z.B. Minipress®
- Bunazosin, z.B. Andante®
- Doxazosin, z.B. Cardular®PP
- Urapidil, z.B. Ebrantil®.

Indikationen
α-Blocker sind bei allen Erkrankungen indiziert, bei denen eine Erweiterung der peripheren Gefäße erwünscht ist:
- Periphere Durchblutungsstörungen wie Morbus Raynaud
- Arterielle Hypertonie, Hochdruckkrisen.

Wirkungen
- Blockierung der postsynaptischen α-Rezeptoren
- Kompetitive Verdrängung des Transmitters vom Rezeptor.

Nebenwirkungen
- Erbrechen
- Diarrhoe
- Orthostatische Dysregulationen (Kreislaufkollaps)
- Arrythmien.

Kontraindikationen
- Ulcus ventriculi
- Ulcus duodeni
- Koronarinsuffizienz.

▍ α-Blocker eignen sich zur Gefäßerweiterung im peripheren Gefäßsystem und senken den Blutdruck. ▍

β-Blocker

β-Blocker blockieren β-Rezeptoren und heben deren Wirkung auf oder schwächen sie ab. Von hoher therapeutischer Bedeutung ist die Blockierung der $β_1$-Rezeptoren am Herzen. β-Blocker senken den O_2-Verbrauch des Herzens und den Blutdruck.

Die Blockade der $β_2$-Rezeptoren am Bronchialsystem ist wegen der Bronchokonstriktion ein meist unerwünschter Nebeneffekt. Deshalb werden selektive $β_1$-Blocker bevorzugt.

Pharmaka
- Bisoprolol, z.B. Concor®, vorwiegend $β_1$
- Metropolol, z.B. Beloc®, vorwiegend $β_1$
- Propanolol, z.B. Dociton®
- Acebutolol, z.B. Prent®, vorwiegend $β_1$
- Atenolol, z.B. Tenormin®, vorwiegend $β_1$
- Pindolol, z.B. Visken mite/ret.®
- Sotalol, z.B. Sotalex®.

Indikationen
- Hypertonie
- Supraventrikuläre Extrasystolen/Tachykardien
- Angina pectoris
- Reinfarktprophylaxe.

▍ β-Blocker senken Herzfrequenz und Blutdruck. ▍

Wirkung
- Kompetitive Rezeptorenblockade an der postsynaptischen Membran, Verdrängung der Katecholamine.

Nebenwirkungen
- Eingeschränkte Leistungsfähigkeit
- Erbrechen und Diarrhoe
- Bradykardie
- Bronchospasmen (β-Blockade am Bronchialsystem)
- Durchblutungsstörungen
- Arrhythmien
- Kopfschmerzen
- Müdigkeit, Antriebslosigkeit.

Kontraindikationen
- Asthma bronchiale
- AV-Block
- Bradykardie
- Schwangerschaft (erhöhte Wehentätigkeit)
- Verminderung der Schilddrüsenfunktion (Hypothyreose).

▍ Bei Asthma bronchiale wegen der bronchienverengenden Wirkung keine β-Blocker. ▍

Besonderes
Vorsicht bei der Verabreichung von β-Blockern ist bei Diabetikern geboten. Sollte es zu einer Hypoglykämie kommen, werden die Hinweise des Körpers durch den β-Blocker verschleiert (z.B. Herzrasen, Schwitzen). Ferner kann das zuckermobilisierende Adrenalin aufgrund der β-Blockade nicht mehr aktiv werden und somit auch nicht gegensteuern.

8.3.4 Indirekte Sympatholytika (Antisympathotonika)

Antisympathotonika senken den Tonus des Sympathikus indirekt. Dabei wirken sie über die systemeigenen Rückkopplungsmechanismen des Sympathikus. Sie wirken als Agonisten an α_2-Rezeptoren. Diese befinden sich in einer übergeordneten Steuerregion des zentralen Nervensystems. Durch die Erregung von α_2-Rezeptoren wird der Tonus des Sympathikus gedämpft.

Pharmaka
- Clonidin, z.B. Catapressan®
- Moxonidin, z.B. Cynt®
- Methyldopa, z.B. Dopegyt®.

Indikationen
- Hypertonie
- Entzugsyndrom (Clonidin)
- Glaukom (Clonidin).

▌▌ Antisympathotonika verringern den Tonus des Sympathikus über Erregung von α_2-Rezeptoren und senken vor allem den Blutdruck. ▌▌

Wirkungen
- Senkung des Sympathikustonus durch Stimulation zentraler α_2-Rezeptoren
- Blutdrucksenkung.

Nebenwirkungen
- Orthostatische Dysregulationen
- Mundtrockenheit
- Müdigkeit, Kopfschmerzen, Schwindel
- Ödeme
- Magen-Darm-Beschwerden
- Potenzstörungen.

Kontraindikationen
- Depression
- Bradykardie
- AV-Überleitungsstörungen
- Leberfunktionsstörungen (Methyldopa).

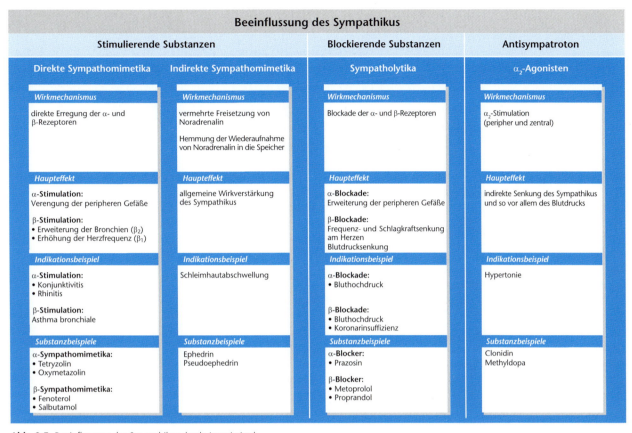

Abb. 8.5 Beeinflussung des Sympathikus durch Arzneimittel.

KAPITEL 9

Schlafmittel (Hypnotika und Sedativa)

Schlafmittel sind Medikamente zur Herbeiführung des Schlafes. Die Wirkstärke reicht, abhängig von Präparat und Dosierung, von leichter Beruhigung (Sedation) über Schlaf (Hypnose) bis hin zur Narkose.

Wirksamkeit
- Niedrige Dosis – sedativ (beruhigend)
- Mittlere Dosis – hypnotisch
- Hohe Dosis – narkotisch.

Wachen und Schlafen

Schlaf ist ein lebensnotwendiger Prozess, der dem Organismus zur Regeneration und zum Aufbau dient. Im Schlaf ist das Bewusstsein ausgeschaltet, äußere Reize werden nicht oder sehr viel unempfindlicher wahrgenommen. Der Mensch ist erweckbar und besitzt weiterhin Schutzreflexe. Im Gegensatz dazu ist ein narkotisierter Patient nicht erweckbar und hat keine Schutzreflexe. Der Schlaf-Wach-Rhythmus stellt einen physiologischen, rhythmischen Ablauf dar, der durch äußere Einflüsse wie Helligkeit/Dunkelheit und Arbeitsaktivität im 24-Stunden-Rhythmus beeinflusst wird.

❚ Schlaf ist ein lebensnotwendiges Primärbedürfnis und dient dem Organismus zur Regeneration. ❚

Der Schlafrhythmus ist geprägt von REM-Phasen (erhöhte Hirnaktivität) und orthodoxen Phasen (niedrige Hirnaktivität). Die REM-Phasen, in denen sich die Augen schnell hin und her bewegen (**r**apid-**e**ye-**m**ovement), machen ca. 25–30% des Schlafes aus. Sie werden als Phasen erhöhter Stoffwechselaktivität gedeutet. Hypnotika verkürzen die REM-Phasen.

Schlafstörungen

Schlafstörungen sind für den Betreffenden quälend, da der Körper keine ausreichende Zeit zur Regeneration hat. Folge sind Müdigkeit, Unlust, Unkonzentriertheit und nachlassende Leistungsfähigkeit.

Beispiele für Ursachen von Schlafstörungen
- Psychische Belastungen, z.B. Überforderung im Beruf, Ehekonflikte
- Organische Erkrankungen, z.B. Hirntumoren, Schmerzen
- Ungesunde Lebensweise, z.B. Schichtarbeit, Reizüberflutung, Einnahme erregender Stoffe, spätes Essen.

❚ Häufigste Ursache von Schlafstörungen sind psychische Probleme. ❚

Einteilung der Schlafstörungen
- Einschlafstörungen
- Durchschlafstörungen.

Wirkung der Schlafmittel

Hypnotika greifen in Großhirn und Schlafzentrum an und verstärken die Wirkung von hemmenden Neurotransmittern. Viele Hypnotika verändern das Schlafprofil. Vor allem REM-Phasen oder Tiefschlafphasen werden verringert.

▌ Schlafmittel nicht routinemäßig und über längere Zeit einnehmen. ▌

Indikationen für Schlafmittel

Nicht jede Schlafstörung ist behandlungsbedürftig. Vor Einsatz eines Medikamentes müssen die auslösenden Ursachen behandelt bzw. beseitigt werden. Erst dann kann ein Schlafmittel zeitlich begrenzt verordnet werden.

Typische Indikationen für den vorübergehenden Einsatz von Schlafmitteln sind:
- Starke psychisch-seelische Belastungen (Todesfälle, Scheidung)
- Mangelnder regelmäßiger Schlaf-Wach-Rhythmus (Schichtarbeit)
- Organische Erkrankungen mit starken Schmerzen.

Vor der Einnahme von Schlafmitteln sollte geklärt werden, ob es sich um Ein- oder Durchschlafstörungen handelt. Ist die Wirkdauer kurz (z.B. Halcion®), sind die entsprechenden Wirkstoffe für Durchschlafstörungen ungeeignet. Es kann dann zum Erwachen in der Nacht kommen, wenn die Wirkung nachlässt. Lang wirksame Hypnotika (z.B. Dalmadorm®) sind hingegen ungünstig als Einschlafhilfe, da die Wirkung noch am Morgen des folgenden Tages überhängt („hangover"). Mittel der Wahl sind mittellang wirksame Hypnotika (z.B. Lendormin®), die bei Ein- und Durchschlafstörungen indiziert sind.

▌ Die Wirkdauer der Schlafmittel muss der Indikation entsprechen. ▌

9.1 Benzodiazepine

Benzodiazepine sind die derzeit am meisten verwendeten Schlafmittel. Sie haben eine ausgeprägt schlaffördernde Wirkung und haben die Barbiturate, vor allem wegen ihrer großen therapeutischen Breite und geringeren Nebenwirkungen, als Mittel der Wahl bei Schlafstörungen verdrängt. Barbiturate werden heute nur noch bei Epilepsie oder zur Narkoseeinleitung benutzt. Eine Narkose lässt sich mit Benzodiazepinen nicht erreichen.

▌ Benzodiazepine sind die derzeit am häufigsten verwendeten Schlafmittel. ▌

Pharmaka
Im Folgenden steht k für kurze (< 6 Std.), m für mittlere (6–24 Std.) und l für lange (> 24 Std.) Wirksamkeit.
- Midazolam, z.B. Dormicum®, k
- Triazolam, z.B. Halcion®, k
- Oxazepam, z.B. Adumbran®, Praxiten®, m
- Bromazepan, z.B. Lexotanil®, m
- Flunitrazepam, z.B. Rohypnol®, m
- Nitrazepam, z.B. Mogadan®, m
- Diazepam, z.B. Valium®, l
- Flurazepam, z.B. Dalmadorm®, l
- Clorazepat, z.B. Tranxilium®, l.

Wirkungen
Indem Benzodiazepine den hemmenden Neurotransmitter Gamma-Aminobuttersäure verstärken, dämpfen sie das Limbische System und die Formatio reticularis und wirken so:
- Sedierend (beruhigend)
- Angst- und spannungslösend

- Einschlaffördernd
- Krampflösend (antikonvulsiv)
- Muskelrelaxierend.

Indikationen
- Einschlafstörungen
- Als Beruhigungsmittel bei psychischer Belastung
- Prämedikation bei Narkose oder diagnostischen Eingriffen (z.B. Gastroskopie)
- Epilepsie
- Muskelspasmen.

Nebenwirkungen
- Paradoxe Erregung
- Psychische Abhängigkeit (Gewöhnung)
- Verminderung der Reaktionsfähigkeit
- Muskelerschlaffende Wirkung und dadurch erhöhte Sturzgefahr
- Gedächtnislücken
- Atemdepression bei hoher Dosierung (Antidot = Flumazenil, Anexate®).

❚❚ Alkohol potenziert die Wirkung der Benzodiazepine. ❚❚

Kontraindikationen
- Myasthenia gravis (da verminderter Muskeltonus)
- Schwere Leberschäden
- Stillzeit.

❚❚ Benzodiazepine sind aufgrund ihrer großen therapeutischen Breite und der zuverlässigen Wirkung Mittel der Wahl bei Schlafstörungen. ❚❚

9.2 Imidazopyridine

Imidazopyridine sind eine relative neue Gruppe von Schlafmitteln, die das Schlafprofil nur geringfügig beeinflussen und keine Nachwirkung (hangover) verursachen.

Pharmaka
- Zolpidem, z.B. Bikalm®, Stilnox®
- Zopiclon, z.B. Ximovan®.

Wirkungen
Imidazopyridine sind GABA-Agonisten und haben einen ähnlichen Wirkmechanismus wie Benzodiazepine. Das Wirkprofil ist dem der Benzodiazepine sehr ähnlich.
- Sedierend (beruhigend)
- Einschlaffördernd.

Indikation
- Einschlafstörungen.

Nebenwirkungen
- Schwindel, Kopfschmerz
- Depressionen
- Metallgeschmack (Zopiclon)
- Psychische Abhängigkeit (Gewöhnung).

Kontraindikationen
- Schwangerschaft und Stillzeit
- Kinder und Jugenliche.

9.3 H_1-Antihistaminika

Antihistaminika werden eigentlich bei allergischen Erkrankungen eingesetzt. Als Nebenwirkung besitzen sie jedoch einen sedierenden Effekt. Ältere Wirkstoffe werden heute nicht mehr bei Allergien, sondern als Schlafmittel oder bei Übelkeit und Erbrechen eingesetzt. Diese Präparate sind rezeptfrei.

Pharmaka
- Diphenhydramin, z.B. Dormutil®, Halbmond®
- Doxylamin, z.B. Gittalun®, Hoggar®.

Wirkungen
Durch Blockade zentraler H_1-Rezeptoren:
- Sedierend (beruhigend) und einschlaffördernd
- Antiemetisch
- Antiallergisch.

Indikationen
- Einschlafstörungen
- Übelkeit und Erbrechen.

Nebenwirkungen
- Schwindel
- Magen-Darm-Beschwerden.

Kontraindikationen
- Schwangerschaft und Stillzeit
- Blasenentleerungsstörungen
- Angina pectoris
- Glaukom.

9.4 Clomethiazol

Clomethiazol (Distraneurin®) spielt bei der Entzugsbehandlung eine wichtige Rolle. Da es selbst ein hohes Suchtpotenzial aufweist, darf es nur bei schweren Schlafstörungen eingesetzt werden.

Pharmaka
- Clomethiazol (Distraneurin®).

Indikationen
- Alkoholdelir (Delirium tremens) und Erregungszustände
- Schwere Schlafstörungen.

❚❚ Dämpfung von Erregungszuständen im Alkoholdelir: Distraneurin®. ❚❚

Wirkung
- Zentrale Dämpfung.

Nebenwirkungen
- Atemdepression bis hin zur Atemlähmung
- Abfall des systolischen Blutdrucks
- Sucht.

Kontraindikationen
- Obstruktive Lungenerkrankung, z.B. Asthma bronchiale
- Gleichzeitige Alkoholeinnahme.

Besonderes
Clomethiazol sollte wegen Suchtgefahr nur kurzzeitig angewandt werden.

9.5 Chloralhydrat

Die sehr alte Substanz Chloralhydrat (seit 1869 im Handel) beeinflusst das Schlafprofil nur geringfügig und hat kein Abhängigkeitspotenzial. Da sie jedoch die Schleimhäute reizt und einen unangenehmen Geschmack hat, ist sie nicht sehr gebräuchlich.

Pharmaka
- Chloralhydrat, z.B. Chloraldurat®.

Wirkungen
Chloralhydrat wird im Körper in seine Wirkform Trichlorethanol umgewandelt, welches zentral dämpfend wirkt.

Indikationen
- Sedierung bei Erregungszuständen
- Ein- und Durchschlafstörungen.

Im Gegensatz zu den meisten anderen Schlafmitteln ist Chloralhydrat auch für Kinder geeignet.

Nebenwirkungen
- Magen-Darm-Beschwerden
- Verwirrtheit.

Kontraindikationen
- Blasenentleerungsstörungen
- Angina pectoris
- Glaukom.

Besonderes
Bei Anwendung von Chloralhydrat darf kein Alkohol getrunken werden, da die Wirkung überadditiv verstärkt wird und es außerdem zu einer Unverträglichkeit mit Blutdruckabfall, Gesichtsrötung und Herzrasen kommen kann.

KAPITEL 10

Psychopharmaka

Psychopharmaka sind Medikamente zur Behandlung von Gemütskrankheiten und Erkrankungen des psychiatrischen Formenkreises. Durch die Psychopharmaka wurden entscheidende Fortschritte in der Behandlung der Psychosen erreicht. Die genauen Angriffsorte und Wirkungsmechanismen sind noch nicht geklärt. Man geht aber davon aus, dass die Psychopharmaka mit den natürlichen Überträgerstoffen des ZNS in Wechselwirkung treten und somit ihre Wirkungen entfalten.

Einteilung der Psychopharmaka

Es gibt mehrere Ansatzpunkte, nach denen die große Gruppe an Psychopharmaka eingeteilt werden kann. Am gängigsten ist eine Einteilung nach Substanzgruppen und Wirkprofilen:
- Neuroleptika
- Tranquillanzien (Anxiolytika)
- Psychostimulanzien (Psychoanaleptika)
- Antidepressiva (Thymoleptika, Thymoanaleptika).

Die o.g. Gruppen besitzen ausgeprägte Wirkungen auf die Psyche. Je nach Stoffgruppe können Psychopharmaka wie folgt wirken:
- Antriebsdämpfend bzw. sedierend
- Stimmungsaufhellend
- Anregend
- Antipsychotisch.

10.1 Tranquillanzien

Tranquillanzien (Tranquilizer) sind Substanzen, die ausgleichend wirken. Sie sind dämpfend auf die Psyche, ohne einen antipsychotischen Effekt zu besitzen. So werden Ängste und Spannungen gemindert (anxiolytisch), die Patienten werden ruhiger und distanzierter. In therapeutischer Dosierung bewirken die Tranquilizer eine sog. „psycho-vegetative Entkopplung", d.h., dass das Erleben bzw. die Wahrnehmung bedrohlicher Situationen sowie auch das Schmerzerleben abgemildert werden. Die wichtigste Substanzgruppe sind die Benzodiazepine.

Tranquillanzien	Neuroleptika	Antidepressiva			Stimulanzien
beruhigend, spannungslösend	antipsychotisch	antidepressiv			aufputschend, müdigkeitslösend
		zusätzlich antriebssteigernd	Antrieb nicht beeinflussend	zusätzlich angstdämpfend	
z.B. Diazepam	z.B. Haloperidol	z.B. Desipramin	z.B. Imipramin	z.B. Amitriptylin	z.B. Methylphenidat

Abb. 10.1 Einteilung der Psychopharmaka.

10.1.1 Benzodiazepine

Die Benzodiazepine sind eine große Gruppe von Medikamenten, deren bekanntester Vertreter das Diazepam (Valium®) ist. Benzodiazepine besitzen eine große therapeutische Breite, bergen allerdings die Gefahr des Missbrauchs (psychische Abhängigkeit) bei chronischer Anwendung.

Pharmaka
- Diazepam, z.B. Valium®
- Flunitrazepam, z.B. Rohypnol®
- Flurazepam, z.B. Dalmadorm®
- Nitrazepam, z.B. Mogadan®, Imeson®
- Midazolam, z.B. Dormicum®
- Triazolam, z.B. Halcion®
- Oxazepam, z.B. Adumbran®
- Lorazepam, z.B. Tavor®.

Indikationen
- Angst- und Erregungszustände
- Schlafstörungen
- Narkosevorbereitung
- Muskelverspannungen
- Epilepsie (Clonazepam).

❙❙ Benzodiazepine wirken angst- und spannungslösend. ❙❙

Wirkungen
Verstärkung des Neurotransmitters Gamma-Aminobuttersäure und damit Dämpfung von Formatio reticularis (Wach-Schlaf-Zentrum) und Limbischem System (Gefühls- und Emotionsbereich). Dadurch sind sie:
- Sedierend (beruhigend)
- Angst- und spannungslösend
- Einschlaffördernd
- Krampflösend (antikonvulsiv)
- Muskelrelaxierend.

Das Limbische System liegt tief im Endhirn. Es beeinflusst das Wach-Schlaf-Verhalten und ist verantwortlich für die Steuerung von Emotionen, Motivation und Trieben. Benzodiazepine hemmen von dort stammende aktivierende Impulse. Es findet quasi eine Abschottung von äußeren störenden Reizen statt, eine sog. psycho-vegetative Entkopplung. Benzodiazepine wirken nicht antipsychotisch.

Nebenwirkungen
- Verminderte Leistungsfähigkeit und Konzentrationsstörungen
- Psychische Abhängigkeit
- Paradoxe Erregung (vor allem bei älteren Menschen)
- Atemdepression bei hoher Dosierung
- Appetitzunahme
- Erhöhte Sturzgefahr durch Muskelrelaxation
- Wirkungsverstärkung von Alkohol und zentral wirksamen Pharmaka.

❙❙ Gefahr der psychischen, nicht aber der körperlichen Abhängigkeit bei Benzodiazepinen. ❙❙

Kontraindikationen
- Myasthenia gravis (da Muskeltonus vermindert)
- Leber und Nierenschäden
- Alkoholgenuss
- Vor und während der Geburt.

Besonderes
Bei wiederholter Gabe besteht Kumulationsgefahr für die Benzodiazepine mit langer Halbwertszeit (z.B. Valium® ca. 30 Stunden, im Gegensatz zu Dormicum® mit nur ca. 1 Stunde HWZ). Da große therapeutische Breite besteht, ist die Selbstmordrate gering. Narkose ist durch Tranquillanzien nicht möglich. Psychotische Symptome werden durch Benzodiazepine nicht beeinflusst.

10.2 Neuroleptika

Neuroleptika sind antipsychotisch wirksame Medikamente. Ihr Hauptanwendungsgebiet sind **Psychosen** (z.B. Schizophrenie) und **Erregungszustände** (z.B. Manie). Ziel der Behandlung mit Neuroleptika ist es, die Patienten von ihren psychotischen Symptomen (z.B. Wahnvorstellungen, Halluzinationen) zu distanzieren und eine Krankheitseinsicht zu erreichen, die Grundlage einer weiteren Therapie ist. Man unterscheidet:
- Klassische Neuroleptika (Phenothiazine und Butyrophenone)
- Atypische Neuroleptika.

❚ Neuroleptika wirken antipsychotisch. Ihre klassische Indikation ist die Schizophrenie. ❚

10.2.1 Klassische Neuroleptika

Zu den klassischen Neuroleptika zählen Wirkstoffe, die schon längere Zeit im Handel sind und bei denen bereits jahrzehntelange Erfahrungen in der Behandlung schizophrener Patienten vorliegen. Nach der chemischen Grundstruktur unterscheidet man Phenothiazine und Thioxanthene sowie Butyrophenone und Diphenylbutylpiperidine. Die antipsychotische Wirkung der klassischen Neuroleptika umfasst vor allem die Beseitigung von auffälligen, positiven Symptomen wie Wahn, Halluzinationen, zerfahrenes Denken und psychomotorische Störungen.

Klassische Neuroleptika weisen ein typisches Wirkprofil auf. Mit steigender neuroleptischer Potenz nehmen die unerwünschten Bewegungsstörungen (extrapyramidal-motorische Symptome) zu, die sedierenden Effekte und die vegetativen unerwünschten Wirkungen ab. Demnach ist ein sehr gut antipsychotisches Neuroleptikum immer auch mit schwerwiegenden unerwünschten Wirkungen (Bewegungsstörungen) verbunden. Schwach wirkende Neuroleptika sind hingegen für die Therapie einer akuten Schizophrenie eher ungeeignet und werden mehr wegen ihrer sedierenden Eigenschaften angewandt.

Pharmaka
Im Folgenden steht schw für schwache (Wirkstärke < 1), m für mittelstarke (Wirkstärke 1–5) und st für starke (Wirkstärke > 10) Neuroleptika.
- Promethazin, z.B. Atosil®, schw
- Thioridazin, z.B. Melleril®, schw
- Levomepromazin, z.B. Neurocil®, schw
- Flupentixol, z.B. Fluanxol®, m
- Fluphenazin, z.B. Lyogen®, st
- Perphenazin, z.B. Decentan®, st
- Haloperidol, z.B. Haldol®, st.

❚ Haloperidol ist ein stark wirksames Neuroleptikum. ❚

Indikationen
- Schizophrenie
- Neuroleptanalgesie

- Toxische und senile Psychosen
- Narkoseprämedikation
- Co-Medikation bei starken Schmerzzuständen.

Wirkungen
Durch die Blockade von Dopaminrezeptoren (auch Auslöser für die motorischen Nebenwirkungen) und Acetylcholinrezeptoren (dadurch vegetative Nebenwirkungen):
- Antipsychotisch
- Sedierend
- Antiemetisch (direkter Angriff am Brechzentrum).

Nebenwirkungen
- Vegetative Nebenwirkungen, wie z.B. Blutdruckabfall mit Tachykardie oder Mundtrockenheit
- Hormonelle Nebenwirkungen, wie z.B. Gewichtszunahme oder verminderte Libido
- Bewegungsstörungen (extrapyramidale Effekte), wie z.B. Tremor (Zittern) und ungezielte Bewegungen der Willkürmotorik (Dyskinesien).

Kontraindikationen
- Glaukom
- Leber- und Herzschäden
- Alkoholgenuss.

10.2.2 Atypische Neuroleptika

Atypische Neuroleptika sind relativ moderne Wirkstoffe und weisen ein von den klassischen Neuroleptika abweichendes, für die Therapie günstigeres Wirkprofil auf. Sie führen zum einen bei guter antipsychotischer Wirkung kaum oder wesentlich weniger zu Bewegungsstörungen (extrapyramidal-motorische Nebenwirkungen), zum anderen wirken sie auch gut gegen negative Symptome wie Affektverarmung, Antriebsverminderung und sozialen Rückzug. Atypische Neuroleptika setzen sich zunehmend in der Therapie der Schizophrenie als Mittel der ersten Wahl durch.

❚❚ Atypische Neuroleptika sind Mittel der Wahl bei Schizophrenie. ❚❚

Pharmaka
- Clozapin, z.B. Leponex®
- Risperidon, z.B. Risperdal®
- Olanzapin, z.B. Zyprexa®
- Sulpirid, z.B. Dogmatil®, Meresa®.

Indikationen
- Schizophrenie
- Manie
- Toxische und senile Psychosen.

Wirkungen
Durch die Blockade von Dopaminrezeptoren wirken atypische Neuroleptika effektiv antipsychotisch:
- Reduktion der Plussymptome
- Reduktion der Minussymptome
- Psychomotorisch dämpfend
- Besserung der depressiven Symptome.

Nebenwirkungen
- Vegetative Nebenwirkungen, wie z.B. Kreislaufbeschwerden
- Hormonelle Nebenwirkungen, wie z.B. Gewichtszunahme oder verminderte Libido
- Blutbildveränderungen, wie z.B. Agranulozytose
- Weniger Bewegungsstörungen (extrapyramidale Effekte) als klassische Neuroleptika (nur in hohen Dosen).

Kontraindikationen
- Glaukom
- Leber- und Herzschäden
- Blutbildstörungen.

10.3 Antidepressiva

Antidepressiva, auch Thymoleptika oder Thymoanaleptika genannt, sind Medikamente zur Behandlung von **Depressionen**. Je nach Form der Depression stehen die folgenden Symptome mehr oder weniger ausgeprägt im Vordergrund:
- Depressive Grundstimmung
- Angst und Erregung
- Antriebsschwäche.

Mit Antidepressiva unterschiedlicher Wirkprofile kann die Behandlung dann auf die jeweilige Krankheitsausprägung abgestimmt werden.

Wirkprofile der Antidepressiva
- Alle Wirkstoffe sind depressionslösend und stimmungsaufhellend
- Einige Wirkstoffe sind zusätzlich antriebssteigernd
- Einige Wirkstoffe sind zusätzlich antriebsdämpfend und angstlösend.

Einteilung

Unter Berücksichtigung der Hauptwirkkomponenten werden die Antidepressiva in drei Gruppen eingeteilt:
- Antidepressiva vom Imipramin-Typ → stark stimmungsaufhellend, bezüglich Antrieb/Angst neutral
- Antidepressiva vom Amitriptylin-Typ → antriebshemmend, angstlösend
- Antidepressiva vom Desipramin-Typ → antriebssteigernd und psychomotorisch aktivierend.

Besonderes
Die **stimmungsaufhellende** Wirkung tritt bei dieser Substanzgruppe mit einer Verzögerung von ca. 2 Wochen ein. Eventuelle Nebenwirkungen machen sich sofort bemerkbar. Auch die aktivierende Wirkung einiger Wirkstoffe tritt sofort ein. Dadurch erklärt sich das Phänomen, dass zu Beginn der Therapie mit Antidepressiva die Suizidgefahr erhöht ist. Bei noch depressiver Stimmung ist der Antrieb erhöht, Selbstmordgedanken in die Tat umzusetzen.

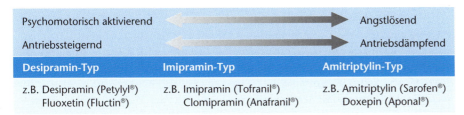

Abb. 10.2 Wirkprofile der Antidepressiva.

❚ Die antidepressive Wirkung nach Gabe von trizyklischen Antidepressiva tritt erst nach 2 Wochen ein. ❚

10.3.1 Tri- und tetrazyklische Antidepressiva

Tri- und tetrazyklische Antidepressiva, die ihren Namen aufgrund der chemischen Struktur haben, sind häufig verwendete Substanzen. Sie sind schon lange erprobt in der Therapie, haben jedoch auch viele unerwünschte Wirkungen.

Pharmaka (Trizyklische)
Im Folgenden steht a für aktivierende, d für dämpfende und k für keine Wirkung auf den Antrieb.
- Desipramin, z.B. Petylyl®, a
- Imipramin, z.B. Tofranil®, k
- Amitriptylin, z.B. Laroxyl®, Saroten®, d
- Doxepin, z.B. Aponal®, d
- Trimipramin, z.B. Stangyl®, d.

Pharmaka (Tetrazyklische)
- Maprotilin, z.B. Ludiomil®, d
- Mirtazapin, z.B. Remergil®, d.

Indikationen
- Depressionen (endogene, psychogene sowie symptomatische)
- Zwangsweinen
- Pavor nocturnus (Nachtangst).

Wirkung
- Erhöhung der Konzentration von Noradrenalin, Serotonin und anderen Neurotransmittern.

Nebenwirkungen
- Anticholinerge Nebenwirkung (Obstipation, Tachykardie, Mundtrockenheit oder Mydriasis)
- Ggf. Suizidtendenz
- Schwindel
- Herzrhythmusstörungen (insb. bei Überdosis).

Kontraindikationen
- Kombination mit MAO-Hemmstoffen
- Glaukom
- Kardiale Schäden
- Prostatahypertrophie
- Leber- und Nierenschäden.

10.3.2 MAO-Hemmstoffe

MAO-Hemmstoffe (**M**ono-**A**mino-**O**xidase) kommen aufgrund ihrer Nebenwirkungen heute kaum noch zur Anwendung. Neben der stimmungsaufhellenden haben sie eine ausgeprägt antriebssteigernde Wirkung und werden nur noch bei schweren gehemmten Depressionen eingesetzt. Das Enzym Monoaminooxidase baut physiologischerweise die Neurotransmitter Noradrenalin, Dopamin und Serotonin ab. Wird der Abbau der MAO durch MAO-Hemmer gestoppt, erhöht sich die Konzentration an Katecholaminen im synaptischen Spalt und es kommt zum antidepressiven Effekt.

❚❚ MAO-Hemmstoffe hemmen den Abbau der Katecholamine. ❚❚

Pharmaka
- Tranylcypromin, z.B. Jatrosom®
- Moclobemid, z.B. Aurorix®.

Indikation
- Chronische, schwere Depressionen mit starker Gehemmtheit.

Wirkung
- Hemmung des MAO-Abbaus erhöht die Konzentration an Überträgerstoffen.

Nebenwirkungen
- Blutdruckanstieg
- Schlafstörungen
- Zentrale Erregung.

Kontraindikationen
- Herz-Kreislauf-Erkrankungen
- Schwangerschaft und Stillzeit
- Einnahme von trizyklischen Antidepressiva → Gefahr von Krampfanfällen und schweren Erregungszuständen.

Besonderes
Patienten, die mit MAO-Hemmern behandelt werden, sind schon durch Zufuhr von tyraminhaltigen Lebensmitteln (reifer Käse, Rotwein, Räucherfisch und Bier) und Sympathomimetika gefährlich überschießenden Katecholaminwirkungen (Blutdrucksteigerungen) ausgesetzt.
❚❚ Bei MAO-Hemmern Vermeidung tyraminreicher Kost wegen der Gefahr von Bluthochdruckkrisen. ❚❚

10.3.3 Selektive angreifende Antidepressiva

Diese neue Substanzgruppe hemmt selektiv die Wiederaufnahme von einzelnen Neurotransmittern wie Serotonin oder Noradrenalin im synaptischen Spalt und hat somit nicht die vegetativen Nebenwirkungen der tri- und tetrazyklischen Antidepressiva, wie z.B. Mundtrockenheit, Obstipation oder Orthostaseprobleme. Alle derzeit bekannten Wirkstoffe sind antriebssteigernd.

Pharmaka
- Fluoxetin, z.B. Fluctin®
- Fluvoxamin, z.B. Fevarin®
- Paroxetin, z.B. Tagonis®, Seroxat®.

Indikationen
- Endogene Depression
- Psychogene Depression
- Depression mit psychomotorischer Gehemmtheit.

Wirkung
- Serotonin oder Noradrenalin-Wiederaufnahmehemmung → erhöhte Konzentration an Serotonin bzw. Noradrenalin im synaptischen Spalt → Stimmungsaufhellung.

Nebenwirkungen
- Übelkeit/Erbrechen
- Schlafstörungen (Fluoxetin, Paroxetin)
- Angst- und Unruhezustände (Fluoxetin).

Kontraindikation
- Gleichzeitige Einnahme von MAO-Hemmern u.a. Psychopharmaka (erhöhte Serotoninwerte → ggf. Entwicklung eines lebensgefährlichen Serotonin-Syndroms).

10.3.4 Lithium

Lithium ist kein typisches Antidepressivum. Es wird zur Prophylaxe von manisch-depressiven **Psychosen** eingesetzt. Diese Erkrankungen sind gekennzeichnet durch einen Wechsel von depressiven (melancholischen) und manischen Phasen (Antriebssteigerung, Ideenflucht und Stimmungshoch). Voraussetzung für eine wirksame Prophylaxe ist eine Lithiumgabe über mehrere Monate. Der Wirkungsmechanismus ist unklar. Es ist lediglich bekannt, dass Lithium-Ionen in der Zelle die dortigen Natrium-Ionen und später auch die Kalium-Ionen langsam ersetzen. Eine regelmäßige Kontrolle des Lithium-Serum-Spiegels ist wegen der Gefahr einer Lithium-Vergiftung notwendig.

Pharmaka
- Lithiumcarbonat, z.B. Hypnorex®
- Lithiumacetat, z.B. Quilonum®.

Indikationen
- Manien
- Prophylaxe manisch-depressiver Psychosen.

❙❙ Lithium ist ein Medikament zur Langzeitprophylaxe von manisch-depressiven-Psychosen. ❙❙

Wirkung
- Natrium- und Kalium-Kanal-Beeinflussung.

Nebenwirkungen
- Tremor (durch β-Blocker zu beseitigen)
- Gesteigerte Harnausscheidung
- Durchfälle
- Durst
- Konzentrationsstörungen.

Kontraindikationen
- Schwangerschaft und Stillzeit
- Niereninsuffizienz
- Kombination mit Saluretika oder kochsalzarmer Diät
- Morbus Addison.

❙❙ Wegen der geringen therapeutischen Breite des Lithiums regelmäßige Kontrollen des Lithium-Spiegels im Serum. ❙❙

Besonderes
Bei einer Lithium-Vergiftung ist unbedingt auf die Natrium- und Kalium-Bilanz zu achten (ggf. Dialyse, forcierte Diurese). Zur Vermeidung einer Überdosierung ist der Lithiumspiegel zu Beginn der Einstellung konsequent zu kontrollieren.

Symptome einer Vergiftung
- Erbrechen, Durchfall
- Schwindel und Orientierungsstörungen
- Tremor.

10.4 Psychostimulanzien

Psychostimulanzien oder Psychoanaleptika sind Medikamente zur Anregung der Psyche. Sie wirken aber nicht depressionslösend. Man unterscheidet:
- Methylxanthine (Coffein)
- Amphetamine und Verwandte.

10.4.1 Amphetamine

Diese Substanzen sind Verwandte des Adrenalins und wirken zentral **stimulierend.** Die Müdigkeit wird für wenige Stunden beseitigt. Die Suchtgefahr ist groß. Amphetamine unterliegen daher dem **Betäubungsmittelgesetz.**

▌ Amphetamine führen nur zu einer Erhöhung der körperlichen und geistigen Leistungsfähigkeit und haben ein ausgeprägtes Abhängigkeitspotenzial. ▌

Pharmaka
- Amfetamin
- Methylphenidat, z.B. Ritalin®.

Indikationen
- **A**ufmerksamkeits**d**efizit-**H**yperkinetisches **S**yndrom (ADHS)
- Narkolepsie (zwanghaftes Einschlafen).

Wirkung
- Zentrale Freisetzung und Hemmung der Wiederaufnahme von Kathecholaminen.

Nebenwirkungen
- Suchtgefahr
- Blutdruckanstieg
- Tachykardie.

Kontraindikationen
- Hypertonie
- Hyperthyreose
- Phäochromozytom
- Angina pectoris
- Depressionen.

Besonderes
Amphetamine sind Dopingmittel. Eigene Leistungsmöglichkeiten sind nicht mehr objektivierbar. Die Einnahme von Amphetaminen zur verbesserten körperlichen Leistungsfähigkeit ist unbedingt zu unterlassen.

10.4.2 Coffein

Das Coffein gehört wie Theophyllin in die Gruppe der Methylxanthine. Theophyllin ist aus der Therapie des Asthma bronchiale bekannt. Coffein ist in Tee und Kaffee enthalten und steigert die Denk- und Merkfähigkeit. In Analgetika-Kombinationspräparaten steigert es die schmerzlindernde Wirkung besonders bei Kopfschmerzen.

Pharmaka
- Coffein, z.B. Coffeinum purum®.

Indikationen
- Müdigkeit
- Anregung des Merk- und Denkvermögens
- In Kombination mit nichtopioiden Analgetika bei Kopfschmerzen und Migräne.

❙❙ Coffein führt zur vorübergehenden Erhöhung der Denk- und Merkfähigkeit. ❙❙

Wirkungen
- Hirngefäßengstellung (günstig bei vasomotorischem Kopfschmerz)
- Sympathomimetische Wirkung durch vermehrte Freisetzung von Noradrenalin.

Nebenwirkungen
- Schlaflosigkeit
- Tachykardie.

Kontraindikationen
- Schwangerschaft (1. Trimenon)
- Leber- und Nierenfunktionsstörungen
- Hypertonie und Koronarinsuffizienz
- Intraarterielle Injektionen (Vasospasmus).

Besonderes
Vor allem bei älteren Menschen ist die sog. „paradoxe Coffeinwirkung" beschrieben, bei der es zu beschleunigtem Einschlafen nach Coffeingenuss kommt. Man glaubt, dass dieser Effekt durch die verbesserte Hirndurchblutung zustande kommt.

KAPITEL 11
Antiepileptika (Antikonvulsiva)

Antiepileptika sind Medikamente zur Behandlung von **Epilepsien** (Krampfleiden). Bei Epilepsien besteht eine erhöhte Erregbarkeit zentraler Nervenzellen. Folge der gesteigerten Erregbarkeit ist eine herabgesetzte Krampfschwelle, wodurch anfallsweise Entladungen der Neurone mit Muskelkrämpfen, unkoordinierten Zuckungen und teilweisem Bewusstseinsverlust auftreten.

Ein **Krampfanfall** ist kein seltenes Ereignis und kann auch sonst gesunde Menschen treffen. Etwa 5% der Menschen sind einmal im Laufe ihres Lebens von einem Krampfanfall betroffen. Prinzipiell hat jedes Gehirn die Bereitschaft zu krampfen.
Häufige Auslöser eines Krampfanfalls sind:
- Schlafmangel
- Optische oder akustische Reize, z.B. in einer Disco.

‖ Im Prinzip kann jeder Mensch einen Krampfanfall erleiden. ‖

Neben dem klassischen „Grand mal" (großer Krampfanfall) gibt es u. a. die nicht chronischen Okkasionskrämpfe („Gelegenheitskrämpfe"), z.B. der Krampf nach Vergiftungen oder Infektionen oder der Fieberkrampf eines Kindes (3% aller Kinder)

11.1 Wirkprinzip der Antiepileptika

Antiepileptika bewirken eine Erhöhung der Krampfschwelle. Erreicht wird dies durch:
- Hemmung der Freisetzung erregender Überträgerstoffe im ZNS
- Hemmung der Ausbreitung der Nervenimpulse.

‖ Antikonvulsiva erhöhen die Krampfschwelle. ‖

Je nach Wirkung und Substanzgruppe sind die Antikonvulsiva zur Therapie des akuten Krampfanfalls oder zur Langzeittherapie und Prophylaxe geeignet.

11.2 Benzodiazepine

Benzodiazepine wirken direkt antikonvulsiv (verhindern Krampfanfälle) und muskelrelaxierend (Erschlaffung der Skelettmuskulatur). Sie werden besonders bei den kindlichen Formen der Epilepsie, aber auch im Status epilepticus (lebensgefährliche Abfolge von Krampfanfällen) eingesetzt.

‖ Benzodiazepine wirken antikonvulsiv und muskelrelaxierend. ‖

Pharmaka
- Clonazepam, z.B. Rivotril®
- Diazepam, z.B. Valium®.

Indikationen
- Fieberkrämpfe (besonders Diazepam)
- Infektkrämpfe

- Besonders Sturzanfälle, Petit-mal-Anfälle
- Status epilepticus (besonders Clonazepam).

Wirkungen
Verstärkung der Gamma-Aminobuttersäure (hemmender Transmitter) im Gehirn, daraus resultierende Wirkung:
- Sedierend
- Antikonvulsiv
- Muskelrelaxierend
- Tranquilierend.

Nebenwirkungen
- Verminderte Speichel- und Bronchialdrüsensekretion
- Schläfrigkeit, Muskelerschlaffung
- Konzentrationsstörungen.

Kontraindikationen
- Myasthenia gravis
- Gleichzeitige Einnahme von zentral dämpfenden Pharmaka und Alkohol.

Besonderes
Hohe Dosen von Benzodiazepinen können eine Atemdepression verursachen, besonders in Verbindung mit Alkohol. Daher ist eine Überwachung der Patienten erforderlich.

11.3 Barbiturate

Die Barbiturate waren früher die am meisten benutzten Schlafmittel. Sie werden heute nur noch bei Krampfleiden oder zur Narkoseeinleitung benutzt. Durch Enzyminduktion stellt sich bei Barbituraten eine Gewöhnung ein, die durch Dosissteigerung kompensiert werden kann.

Pharmaka
- Phenobarbital, z.B. Luminal®, Lepinal®
- Primidon, z.B. Liskantin®
- Thiopental, z.B. Trapanal®, zur Narkoseeinleitung.

Indikationen
- Epilepsie (Phenobarbital; Grand-mal-Anfälle)
- Narkoseeinleitung (Thiopental).

❚❚ Barbiturate wirken krampflösend beim Grand-mal-Anfall. ❚❚

Wirkungen
Durch Senkung der Aktivität in der Formatio reticularis:
- Antikonvulsiv
- Sedierend (beruhigend) und hypnotisch
- Narkotisch.

❚❚ Barbiturate wirken mit steigender Dosierung sedierend, hypnotisch oder narkotisch. ❚❚

Nebenwirkungen
- Müdigkeit
- Atemdepression

- Verminderte Alkoholtoleranz
- Blutdruckabfall
- Enzyminduktion (Wirkverlust durch Aktivitätssteigerung der abbauenden Enzyme)
- Erhöhte Krampfneigung bei plötzlichem Absetzen.

Kontraindikationen
- In der Schwangerschaft vorsichtig dosieren
- Alkoholvergiftung
- Myokard-, Nieren- und Leberschäden
- Respiratorische Insuffizienz.

11.4 Hydantoine

Phenytoin aus der Stoffgruppe der Hydantoine wirkt ausgeprägt krampflösend, aber nicht so sedativ und schlaffördernd wie die Barbiturate. Phenytoin ist geeignet zur Langzeittherapie der Grand-mal-Epilepsie.

Pharmakon
- Phenytoin (Zentropil®, Phenhydan®).

Indikationen
- Grand-mal-Anfälle
- Psychomotorische Epilepsieformen.

Wirkung
- Blockierung der Natriumkanäle.

Nebenwirkungen
- Verminderte Wirksamkeit von hormonalen Kontrazeptiva („Pille")
- Verminderte Wirksamkeit von Cumarin (Marcumar®)
- Allergische Reaktionen, Hautausschläge
- Zahnfleischwucherung
- Vermehrte Behaarung bei Frauen.

Kontraindikationen
- AV-Block II. und III. Grades
- Leukopenie (Verminderung der Anzahl weißer Blutkörperchen)
- Schwangerschaft (strenge Indikationsstellung).

11.5 Valproinsäure

Valproinsäure ist bei vielen Epilepsieformen Mittel der Wahl. Sie wird vor allem bei Grand-mal-Anfällen und Absencen (kurzzeitige Bewusstseinsstörungen) eingesetzt.

Pharmaka
- Valproinsäure, z.B. Convulex®, Ergenyl®.

Indikationen
- Grand-mal-Anfälle

- Petit-mal-Anfälle
- Absencen.

Wirkungen
- Konzentrationserhöhung hemmender Überträgerstoffe im ZNS (GABA)
- Beeinflussung der elektrischen Reizleitung.

Nebenwirkungen
- Vorübergehender Haarausfall
- Gewichtszunahme
- Auslösen eines Lupus erythematodes.

Kontraindikationen
- Schwangerschaft (20.–40. Schwangerschaftstag)
- Leberfunktionsstörungen.

11.6 Andere Antikonvulsiva

Neben diesen häufig verwendeten Antikonvulsiva gibt es eine Reihe weiterer Wirkstoffe, die bei Epilepsie angewendet werden.

Pharmaka
- Carbamazepin, z.B. Tegretal® (steht chemisch gesehen den trizyklischen Antidepressiva nahe, auch bei Neuralgien eingesetzt)
- Gabapentin, z.B. Neurontin® (auch bei neuropathischen Schmerzen wirksam)
- Lamotrigin, z.B. Lamictal® (auch bei sonst therapieresistenten Fällen gut wirksam)
- Ethosuximid, z.B. Petnidan® (vor allem bei Absencen).

KAPITEL 12
Antiparkinsonmittel

Antiparkinsonmittel sind Medikamente zur Behandlung der **Parkinsonschen Krankheit.** Bei dieser Erkrankung des ZNS gehen Nervenzellen mit dem Neurotransmitter Dopamin (dopaminergen Neuronen) zugrunde und es kommt zu Störungen wie
- Akinese (Bewegungslosigkeit)
- Rigor (Steifigkeit durch zu hohen Muskeltonus)
- Tremor (Zittern)
- Psychische Symptome wie Depression, verlangsamtes Denken und Sprechen
- Starke Talgausscheidung (Salbengesicht), starre Mimik und Trippelschritte.

12.1 Wirkprinzip der Antiparkinsonmittel

Beim Parkinson-Syndrom herrscht durch die Zerstörung der dopaminergen Neuronen folgendes Ungleichgewicht bei den Neurotransmitterwirkungen vor:
- Dopamin verringert
- Acetylcholin erhöht
- Glutaminsäure erhöht.

Antiparkinsonmittel wirken, indem sie im ZNS die Dopaminwirkung erhöhen oder die Wirkung von Acetylcholin bzw. Glutaminsäure verringern, über folgende Mechanismen:
- Erhöhung der Dopaminkonzentration durch Gabe der Dopaminvorstufe Levodopa
- Erhöhung der Dopaminkonzentration durch Hemmung des Dopaminabbaus (COMT-Hemmer, MAO-Hemmer)
- Stimulation der Dopaminrezeptoren durch Dopaminagonisten
- Hemmung der Acetylcholin-Rezeptoren durch Anticholinergika
- Hemmung der Glutaminsäure-Rezeptoren (NMDA-Rezeptoren) durch NMDA-Antagonisten.

12.2 Wirkstoffe, die die Dopaminkonzentration im ZNS erhöhen

Dopamin selbst kann als Wirkstoff nicht gegeben werden, da es die Blut-Hirn-Schranke nicht überwinden kann. Die Aminosäure Levodopa ist eine Vorstufe des Dopamins, für die ein aktiver Transportmechanismus in das Gehirn existiert. So kann Levodopa in das Gehirn gelangen. Dort wird es in die eigentliche Wirkform Dopamin, den benötigten Neurotransmitter, umgewandelt.

Um unerwünschte Wirkungen durch peripher (außerhalb des Gehirns) wirkendes Dopamin zu vermeiden, vor allem aber um mehr Levodopa im Gehirn zur Verfügung zu haben, wird Levodopa immer zusammen mit Decarboxylasehemmern (Benserazid, Carbidopa) verabreicht. Sie hemmen das Enzym Decarboxylase, das für die Umwandlung von Levodopa in Dopamin verantwortlich ist. Da sie jedoch nicht in das Gehirn gelangen können, verhindern sie nur die periphere Umsetzung.

Durch eine Hemmung des Dopaminabbaus im Gehirn kann die Dopaminkonzentration zusätzlich erhöht werden. Enzyme, die Dopamin abbauen, sind die Catechol-O-Methyl-Transferase (COMT) und die Monoaminooxidase (MAO). Durch Kombination mit COMT-Hemmern (Entacapon) oder MAO-Hemmern (Selegilin) kann die Wirkung von Levodopa verstärkt werden.

Pharmaka

- Levodopa + Benserazid, z.B. Madopar®
- Levodopa + Carbidopa, z.B. Isicom®, Nacom®
- Entacapon, z.B. Comtess®
- Selegilin, z.B. Antiparkin®
- Levodopa + Carbidopa + Entacapon, z.B. Stalevo®.

Indikation

- Morbus Parkinson.

Wirkungen

Erhöhung der Dopaminkonzentration im Gehirn (Substanzia nigra), dadurch Verbesserung aller Symptome des Morbus Parkinson, insbesondere der Akinese und psychischer Störungen.

Nebenwirkungen

- Bei Daueranwendung Dyskinesien (Störungen normaler Bewegungsabläufe)
- Psychische Störungen (weniger als bei Dopaminagonisten)
- Kreislauf-Beschwerden
- Magen-Darmbeschwerden.

Kontraindikationen

- Engwinkelglaukom
- Leberinsuffizienz
- Malignes neuroleptisches Syndrom
- Rhabdomyolyse.

Besonderes

In den ersten Behandlungsjahren ist durch Levodopa eine anhaltend und weitgehend gleichmäßige Beweglichkeit gewährleistet. Nach ca. 3 bis 5 Jahren kommt es bei den meisten Patienten zu Wirkungsschwankungen, den so genannten **On-Off-Phänomenen.** Dabei findet immer wieder ein plötzlicher Wechsel von guter Beweglichkeit und Akinese statt.

❚❚ Die Wirkung von Levodopa lässt nach einigen Jahren der Therapie nach. ❚❚

12.3 Dopaminagonisten

Alternativ zu Levodopa können auch Dopaminagonisten eingesetzt werden. Sie stimulieren wie der Neurotransmitter Dopamin die Dopaminrezeptoren.

Pharmaka

- Bromocriptin, z.B. Pravidel®, Kirim®
- Cabergolin, z.B. Cabaseril®
- Lisurid, z.B. Dopergin®
- Pergolid, z.B. Parkotil®
- Pramipexol, z.B. Sifrol®.

Indikation

- Morbus Parkinson.

Wirkungen

Stimulation der Dopaminrezeptoren im Gehirn (Substanzia nigra), dadurch Verbesserung der Parkinson-Symptome.

Nebenwirkungen

- Bei Daueranwendung Dyskinesien (Störungen normaler Bewegungsabläufe, weniger als bei Levodopa)
- Psychische Störungen
- Kreislauf-Beschwerden
- Magen-Darmbeschwerden.

Kontraindikationen

- Hypertonie, KHK, arterielle Verschlusskrankheiten
- Schwere psychische Störungen
- Magen- u. Zwölffingerdarmgeschwüre
- Lebererkrankungen
- Schwangerschaft und Stillzeit.

12.4 Anticholinergika

Die beim Parkinson-Syndrom eingesetzten Anticholinergika sind zentral wirksam. Dafür müssen sie in der Lage sein, die Blut-Hirn-Schranke zu überwinden. Sie hemmen die Acetylcholin-Rezeptoren und verringern so die Wirkung des Neurotransmitters Acetylcholin, die beim Parkinson-Syndrom zu hoch ist.

Pharmaka

- Biperiden, z.B. Akineton®
- Metixen, z.B. Tremarit®.

Indikationen

- Morbus Parkinson vor allem mit Rigor, Tremor und vermehrter Drüsentätigkeit
- Parkinsonismus (typische Nebenwirkungen bei Neuroleptika-Therapie)
- Alterstremor.

Wirkung

- Blockierung der Acethylcholinrezeptoren im ZNS.

Nebenwirkungen

- Mundtrockenheit
- Sehstörungen
- Obstipation
- Harnverhaltung.

Kontraindikationen

- Engwinkelglaukom
- Darmatonie und mechanische Stenosen im Bereich des Magen-Darm-Kanals
- Myasthenia gravis.

12.5 NMDA-Antagonisten

NMDA-Antagonisten hemmen die NMDA-Rezeptoren und verringern so die beim Parkinson-Syndrom erhöhte Glutaminsäure-Wirkung. Budipin hat zusätzlich anticholinerge Eigenschaften.

Pharmaka

- Amantadin, z.B. PK-Merz®
- Budipin, z.B. Parkinsan®.

Indikation

- Morbus Parkinson (in Kombination mit anderen Arzneimitteln)

Wirkung

- Blockierung der NMDA-Rezeptoren (Glutaminsäure-Rezeptoren) im ZNS.

Nebenwirkungen

- Psychische Störungen
- Sehstörungen
- Herzrhythmusstörungen
- Magen-Darmbeschwerden.

Kontraindikationen

- Psychische Erkrankungen
- Myasthenia gravis.

Besonderes

Bei der akinetischen Krise (einer relativ rasch einsetzenden vollständigen Bewegungsstarre mit Schluckbeschwerden, Fieber, Herz-Kreislauf- und Lungenproblemen) wird Amantadin als Dauertropfinfusion gegeben.

KAPITEL 13 Anästhetika

Anästhesie (griech. Unempfindlichkeit) ist eine Empfindungslosigkeit gegenüber Schmerz-, Temperatur- und Berührungsreizen, also das Fehlen sämtlicher Wahrnehmungen. Sie kann durch Anästhetika herbeigeführt werden. Man unterscheidet:
- **Narkotika** zur Allgemeinanästhesie (Narkose), die auch das Bewusstsein ausschalten
- **Lokalanästhetika** zur örtlichen Betäubung.
- Die medizinische Anästhesie umfasst vor allem Techniken, die eine Schmerzunterdrückung bezwecken. Narkose (Allgemeinanästhesie) umfasst neben der Schmerzbekämpfung auch die medikamentöse Bewusstseinsausschaltung.

13.1 Narkotika

Die wichtigsten Ziele einer Narkose (Allgemeinanästhesie) sind:
- Bewusstlosigkeit (Hypnose)
- Schmerzfreiheit (Analgesie)
- Dämpfung von vegetativen Reflexen.

13.1.1 Inhalationsnarkotika

Inhalationsnarkotika sind leicht verdampfbare Flüssigkeiten oder Gase, die eingeatmet und über die Lungen ins Blut aufgenommen werden. Sie werden rasch und fast vollständig wieder über die Lungen abgeatmet. Dies erlaubt, die Narkosetiefe schnell und flexibel zu steuern. Standard ist eine Kombination von Lachgas mit Fluor-Chlor-Kohlenwasserstoffen.

❚ Inhalationsnarkotika sind sehr gut steuerbar. ❚

Pharmaka
- Lachgas (Distickstoffoxid, N_2O)
- Isofluran, z.B. Forene®
- Sevofluran, z.B. Sevorane®
- Desfluran, z.B. Suprane®.

Indikationen
- **Inhalationsnarkose.** Inhalationsanästhesie, alleinige Verwendung von Inhalationsanästhetika
- **Balancierte Anästhesie.** Kombinationsanästhesie, Kombination von Injektions- und Inhalationsanästhetika.

Wirkungen
- Lachgas gut analgetisch und schwach narkotisch, nicht muskelrelaxierend
- Fluor-Chlor-Kohlenwasserstoffe stark narkotisch, aber weniger analgetisch, etwas muskelrelaxierend.

Nebenwirkungen
- Negativ inotrope Wirkung und Blutdrucksenkung
- Reizung der Atemwege (Isofluran und Desfluran).
- Maligne Hyperthermie (sehr seltene, gefürchtete Narkosekomplikation mit plötzlicher Muskelsteife und enormer Wärmeproduktion bis über 42 °C).

Kontraindikationen
Für die Inhalationsnarkose gibt es keine absoluten Kontraindikationen, da es im Notfall immer um das Leben des Patienten geht.

13.1.2 Injektionsnarkotika

Injektionsnarkotika werden in die Armvene appliziert. Ihre Wirkung tritt innerhalb von 20–40 Sekunden, oft noch während der Injektion, ein. Da Injektionsnarkotika zur Ausscheidung aus dem Körper in der Leber abgebaut werden müssen und sie außerdem über längere Zeit im Fettgewebe gespeichert werden, kann die Wirkungsdauer einer einmal injizierten Dosis nachträglich nicht mehr beeinflusst werden.

❙❙ Eine reine Injektionsnarkose ist nicht so gut zu steuern wie eine Inhalationsnarkose. ❙❙

Pharmaka
- Thiopental, z.B. Trapanal®
- Methohexital, z.B. Brevimyta®
- Propofol, z.B. Disoprivan®
- Etomidat, z.B. Hypnomidate®
- Ketamin, z.B. Ketanest®.

Indikationen
- Narkoseeinleitung
- Kurznarkosen
- Sedierung bei Regionalanästhesien
- Durchführung diagnostischer Maßnahmen.

Wirkungen
Durch Dämpfung des ZNS werden Schmerz und Bewusstsein ausgeschaltet.

Nebenwirkungen
- Zentrale Atemdepression bis hin zum Atemstillstand (vor allem Thiopental)
- Angstträume, Erregungszustände oder Halluzinationen (Ketamin)
- Verstärkte Speichelsekretion (Ketamin).

❙❙ Bei einer Injektionsnarkose mit Thiopental immer an entsprechende Maßnahmen zur Beatmung denken. ❙❙

13.2 Lokalanästhetika

Bei einer Lokalanästhesie (örtliche Betäubung) wird die Schmerzempfindung in begrenzten Arealen des Körpers „lokal" ausgeschaltet. Lokalanästhetika hemmen die Weiterleitung der Schmerzimpulse an den Nervenbahnen, ohne das Bewusstsein zu beeinträchtigen. Man unterscheidet:
- **Oberflächenanästhesie.** Lokalanästhetikum wird in Form von Lösungen, Cremes oder Gelen auf die Schleimhaut oder Haut aufgebracht

- **Infiltrationsanästhesie.** Lokalanästhetikum wird subkutan oder intramuskulär injiziert
- **Leitungsanästhesie.** Lokalanästhetikum wird in die Nähe von bestimmten Nervenbahnen injiziert
- **Intravenöse Regionalanästhesie.** Lokalanästhetikum wird in eine Armvene injiziert, nachdem zuvor eine Blutleere in der jeweiligen Extremität erzeugt wurde; das Lokalanästhetikum diffundiert aus den Venen in das umliegende Gewebe und führt dort zur Anästhesie.

Pharmaka
- Benzocain, z.B. Anaesthesin®
- Tetracain, z.B. Pantocain®
- Procain, z.B. Novocain®
- Lidocain, z.B. Xylocain®
- Mepivacain, z.B. Scandicain®
- Bupivacain, z.B. Carbostesin®.

Indikationen
- Oberflächenschmerzen, wie z.B. bei Wunden, Mundschleimhaut- oder Halsentzündungen
- Oberflächenanästhesie vor Katheterisierungen, Injektionen und Legen von Zugängen
- Oberflächenanästhesie oder Infiltrationsanästhesie bei diagnostischen Eingriffen
- Infiltrationsanästhesie bei kleineren chirurgischen Eingriffen, z.B. zur Wundversorgung
- Leitungsanästhesie zur peripheren Nervenblockade, z.B. bei Zahnbehandlung und bei chirurgischen Eingriffen an Extremitäten
- Leitungsanästhesie zur zentralen Nervenblockade durch Punktion des Periduralraumes (Periduralanästhesie, PDA), z.B. bei Wehenschmerzen
- Leitungsanästhesie zur zentralen Nervenblockade durch Punktion des Subarachnoidalraumes und Injektion in den Liquor cerebrospinalis (Spinalanästhesie) für Operationen in der unteren Körperhälfte, z.B. Kaiserschnitt
- Schmerztherapie bei sehr starken Schmerzen mittels Leitungsanästhesie
- Intravenöse Regionalanästhesie für Eingriffe an Unterarm und Hand.

Wirkungen
Lokalanästhetika stabilisieren die Nervenzellmembran und hemmen die Impulsweiterleitung, indem sie den Natriumeinstrom in die Nervenzelle verhindern. Berührungs-, Schmerz- oder Temperaturreize werden nicht mehr wahrgenommen.

Nebenwirkungen
Bei versehentlicher Injektion eines Lokalanästhetikums in ein Blutgefäß oder bei Überschreiten der Höchstdosis kann der Blutspiegel stark ansteigen und eine Intoxikation auslösen.
‖ Vor jeder Injektion sorgfältige Aspiration, um sicherzustellen, dass die Nadel, über die das Lokalanästhetikum injiziert werden soll, nicht intravasal liegt. ‖
- Kreislaufbeschwerden, wie Schwächegefühl, Blässe, Schwitzen
- Allergische Reaktion, wie z.B. Hautausschlag, Juckreiz, Luftnot, Asthmaanfall, anaphylaktischer Schock
- ZNS-Reaktionen (bei Überdosierung oder falscher Anwendung): Übelkeit, Unruhe, Taubheitsgefühl, Kribbeln im Mund- und Zungenbereich, metallischer Geschmack auf der Zunge, Verwirrtheit, Muskelzittern, Seh- oder Hörstörungen, zerebrale Krampfanfälle, Bewusstlosigkeit, Atemstillstand
- Toxische Herz-Kreislauf-Reaktionen (bei Fehldosierung oder falscher Anwendung): Bradykardie, Blutdruckabfall, Herzrhythmusstörungen, Kreislaufkollaps.

KAPITEL 14 Spasmolytika und Muskelrelaxanzien

Spasmolytika sind Medikamente zur Erschlaffung der **glatten** Muskulatur des Eingeweidetraktes, der Bronchial- sowie der Gefäßmuskulatur. Muskelrelaxanzien entspannen die **quer gestreifte** Skelettmuskulatur des Bewegungsapparates. Die Wirkmechanismen von Spasmolytika und Muskelrelaxanzien sind unterschiedlich (➤ Abb. 14.1).

❚❚ Die glatte Muskulatur wird durch Spasmolytika, die quer gestreifte Skelettmuskulatur durch Muskelrelaxanzien erschlafft. ❚❚

14.1 Spasmolytika

Spasmolytika dienen der **Erschlaffung** der glatten Muskulatur. Die Muskulatur folgender Organe kann durch Spasmolytika beeinflusst werden:
- Uterus
- Bronchien
- Magen-Darm-Trakt einschließlich Gallenblase
- Harnblase und ableitende Harnwege.

Folgende unterschiedliche Wirkprinzipien führen zur Spasmolyse:
- Erschlaffung durch Aufhebung des Parasympathikus (neurotrope Spasmolytika)
- Erschlaffung durch direkten Angriff an der glatten Muskulatur (muskulotrope Spasmolytika)
- Erschlaffung der glatten Muskeln an den Bronchien durch Verstärkung des Sympathikus-Einflusses mittels β-Sympathomimetika (Bronchospasmolytika, vgl. Antiasthmatika).

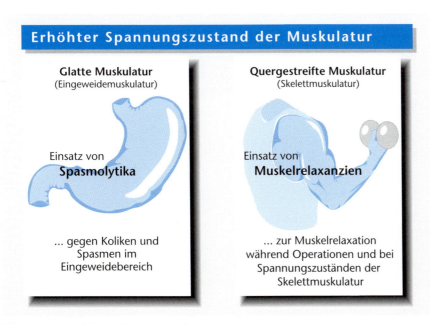

Abb. 14.1 Spasmolytika und Muskelrelaxanzien.

14.1.1 Parasympatholytika

Parasympatholytika bewirken eine reversible (kompetitive) Hemmung der Erregungsübertragung an den parasympathischen Nervenfasern, die Befehlsübermittlung an die glatte Muskelzelle wird unterbrochen. Die Fähigkeit zur Kontraktion ist damit abgeschwächt bzw. aufgehoben. Genaueres über den Wirkmechanismus in Kapitel 8, „Am vegetativen Nervensystem wirksame Pharmaka".

Auswirkungen auf die Organe
- Erschlaffung der glatten Muskulatur von Bronchien, Uterus, Blase, Magen-Darm-Trakt
- Erweiterung der Hautgefäße
- Beschleunigung der Herzfrequenz (Einfluss des Nervus vagus erniedrigt)
- Abnahme der Schleimproduktion in Bronchien und Mund
- Erweiterung der Pupille (Mydriasis).

Pharmaka
- Atropin, z.B. Dysurgal®
- Ipratropium, z.B. Atrovent®
- Butylscopolamin, z.B. Buscopan®.

Indikationen
- Spasmen im Verdauungstrakt (krampfartige Bauchschmerzen, Gallenkoliken, Butylscopolamin)
- Spasmen im Urogenital-Trakt (Nierenkoliken, Butylscopolamin)
- Bronchospasmus (Ipratropium).

❚❚ Typisches Anwendungsgebiet der Spasmolytika sind Gallen- und Nierenkoliken sowie krampfartige Schmerzzustände im Magen-Darm-Trakt. ❚❚

Wirkung
- Parasympatholyse durch kompetitive Besetzung der Acetylcholin-Rezeptoren.

Nebenwirkungen
- Parotitis (da stark eingeschränkte Speichelproduktion)
- Hyperthermie (Hautgefäßerweiterung)
- Tachykardie
- Darmatonie, Miktionsstörungen.

Kontraindikationen
- Glaukom (Abflussstörung des Kammerwassers bei erweiterter Pupille, dadurch weitere gefährliche Erhöhung des Augeninnendruckes)
- Pylorusstenose
- Prostatahypertrophie
- Darmstenose
- Tachykardie
- Hyperthyreose.

14.1.2 Muskulotrope Spasmolytika

Darunter versteht man Spasmolytika, die durch direkten Angriff an den glatten Muskelzellen wirken. Die Substanzen sind zumeist Abkömmlinge des Papaverins, das im Opium enthalten ist. Gute Wirksamkeit ist immer dann zu erwarten, wenn ein erhöhter Muskeltonus vorliegt.

Pharmaka
- Papaverin, z.B. Paveron N®

- Denaverin, z.B. Spasmalgan®
- Trospiumchlorid, z.B. Spasmex®.

Indikationen
- Gallensteinkoliken
- Nierensteinkoliken
- Durchblutungsstörungen.

Wirkung
- Direkt erschlaffend an den glatten Muskeln.

Nebenwirkungen
- Kopfschmerzen, Schwindel
- Arrhythmien, z.B. Tachykardie
- Blutdrucksenkung.

Kontraindikationen
- Herzinsuffizienz
- Prostataadenom
- Glaukom
- AV-Block.

Besonderes
Wegen der Gefahr der Blutdrucksenkung muss die i.v.-Anwendung langsam erfolgen.

14.2 Muskelrelaxanzien

Muskelrelaxanzien sind Substanzen, die die quer gestreifte Muskulatur **(Skelettmuskulatur)** erschlaffen (relaxieren). Hauptanwendungsgebiet ist die Relaxation der Muskulatur bei **Operationen.** Bei spastischen Zuständen der Skelettmuskulatur werden vor allem zentral wirkende Muskelrelaxanzien eingesetzt.

Physiologie der Muskelkontraktion

Die Muskelkontraktion ist abhängig von der Anwesenheit von Kalzium und Proteinen. Der an der motorischen Endplatte ankommende Reiz löst an den Muskeln eine Kontraktion aus. Die einzelnen Muskelfasern, die gebündelt wie Drahtseile aneinanderliegen, können sich unter Energieverbrauch auf eine kleine Strecke zusammenziehen. Dies macht sich in der Summe aller kleinen Kontraktionen als Muskelverkürzung und damit als Anspannung bemerkbar.

Wirkmechanismus der Muskelrelaxanzien

Das willkürliche Nervensystem überträgt Reize aus der **Großhirnrinde** an die Muskulatur. Dem Befehl zur Kontraktion folgt eine typische Kette von Reaktionen:
- Reizankunft am Nervenende
- Freisetzen von Acetylcholin (Ach) an der motorischen Endplatte
- Entleerung von Ach in den synaptischen Spalt
- Anlagerung von Ach an die Rezeptoren
- Veränderung der elektrischen Verhältnisse an den Membranen
- Ausschüttung von Kalzium
- Kontraktion.

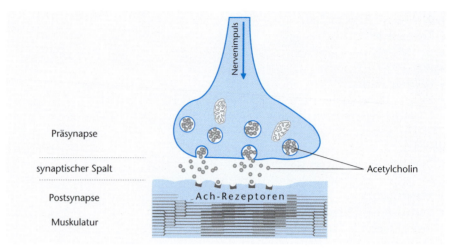

Abb. 14.2 Erregungsübertragung an der motorischen Endplatte.

Der Angriffspunkt der peripheren Muskelrelaxanzien liegt an der **motorischen Endplatte**, der Schaltstelle zwischen Nerv und Muskel. Sie lagern sich an die **Rezeptoren** der motorischen Endplatte an und verhindern eine Anlagerung des physiologischen Acetylcholins und somit die Muskelkontraktion. Diese Relaxanzien wirken:
- Depolarisierend
- Stabilisierend (nicht depolarisierend).

Botulinumtoxin A (Botox®) hemmt die Ausschüttung des Neurotransmitters Acetylcholin an den motorischen Endplatten. Dadurch unterbricht es die Signalübertragung zwischen Nerv und Muskel, die quer gestreifte Muskulatur wird gelähmt. Es stammt aus dem Bakterium Clostridium botulinum, das lebensgefährliche Nahrungsmittelvergiftungen (Botulismus) hervorruft.

Dantrolen (Dantamacrin®) wirkt direkt am Muskel, wo es die für eine Muskelkontraktion notwendige Kalziumfreisetzung hemmt.

Zentrale Muskelrelaxanzien dämpfen von übergeordneter Stelle (ZNS) aus die Erregbarkeit der motorischen Nervenzelle des Rückenmarks.

14.2.1 Depolarisierende Muskelrelaxanzien

Depolarisierende Muskelrelaxanzien imitieren die Wirkung des Acetylcholins und lösen anfangs leichte Muskelzuckungen aus. Sie bleiben dann aber am Rezeptor gebunden und verhindern somit die Anlagerung des Acetylcholins und weitere Kontraktionen.

Pharmakon
- Suxamethoniumchlorid, z.B. Lysthenon®.

Indikation
- Kurze Muskelrelaxation, z.B. zur Intubation oder für Einrenkmanöver unter Kurznarkose.

Wirkung
- Depolarisation und Besetzung der Acetylcholin-Rezeptoren.

❚❚ Depolarisierende Muskelrelaxanzien besetzen die Acetylcholinrezeptoren und lösen nach einer kurzen Kontraktion eine Muskelerschlaffung aus. ❚❚

Nebenwirkungen
- Muskelkater (durch anfängliches Muskelzittern)
- Anstieg des Augeninnendrucks
- Hyperkaliämie (Gefahr von Kammerflimmern).

Kontraindikationen
- Cholinesterase-Mangel
- Penetrierende (durchspießende) Augenverletzungen
- Polytrauma
- Hyperkaliämie
- Neuromuskuläre Erkrankungen (Querschnittslähmung, Polio).

Besonderes
Sowohl das Acetylcholin als auch die depolarisierenden Relaxanzien werden durch die Cholinesterase abgebaut. Bei einigen Menschen gibt es einen angeborenen Mangel an Cholinesterase, so dass die Wirkdauer der Relaxanzien erheblich verlängert wird.

Wegen ihrer relativ **hohen Nebenwirkungsrate** kommen die depolarisierenden Muskelrelaxanzien heute nicht mehr routinemäßig, sondern nur noch in einer eng begrenzten Indikationsstellung zum Einsatz.

14.2.2 Stabilisierende Muskelrelaxanzien

Ausgangssubstanz dieser Gruppe ist das **Curare**, ein südamerikanisches Pfeilgift, das zur Jagd benutzt wird. Die daraus abgeleiteten Medikamente finden als nicht depolarisierende Muskelrelaxanzien Anwendung.

Stabilisierende Muskelrelaxanzien besetzen ebenfalls die Acetylcholinrezeptoren, erregen aber im Gegensatz zu den depolarisierenden Muskelrelaxanzien die Rezeptoren nicht und erzeugen somit auch keine Kontraktionen.

Pharmaka
- Vecuronium, z.B. Norcuron®
- Alcuronium, z.B. Alloferin®
- Pancuronium, z.B. Pancuronium Organon®
- Atracurium, z.B. Tracrium®.

Indikationen
- Muskelrelaxation bei Operationen (Hauptindikation)
- Schwerste Muskelkrämpfe, z.B. bei Tollwut, Tetanus
- Intubation.

Wirkungen
- Reversible Bindung an den Acetylcholin-Rezeptor, Verhinderung der Depolarisation durch Acetylcholin.

Die Skelettmuskeln reagieren nach der Gabe von Muskelrelaxanzien in folgender Reihenfolge:
- Auge
- Zunge
- Finger
- Rumpfmuskeln
- Extremitätenmuskeln
- Zwischenrippenmuskeln
- Zwerchfell.

▌▌ Stabilisierende Muskelrelaxanzien wirken über eine reversible Blockade der Acetylcholinrezeptoren an der motorischen Endplatte. ▌▌

Nebenwirkungen
- Blutdruckabfall
- Bronchokonstriktion durch Histaminfreisetzung (Cubarin®)
- Ggf. Tachykardie (Pancuronium®).

Kontraindikationen
- Muskelschwächeerkrankungen wie Myasthenia gravis (Erkrankung mit vorzeitiger Ermüdbarkeit der Willkürmuskulatur durch Antikörper gegen Acetylcholin-Rezeptoren) oder Lambert-Eaton-Syndrom.

Besonderes
Die durch Histamin vermittelten Nebenwirkungen wie Blutdruckabfall und Bronchokonstriktion können gemildert werden durch Vorab-Gabe von Promethazin (Atosil®), einem Neuroleptikum.

14.2.3 Weitere Muskelrelaxanzien

Für die Behandlung chronisch spastischer Erkrankungen werden vor allem **zentral wirksame Muskelrelaxanzien** verwendet. Sie dämpfen von übergeordneter Stelle aus die Erregbarkeit der motorischen Nervenzellen des Rückenmarks.

Botulinumtoxin A wird bei lokalisierten Muskelspastiken intramuskulär injiziert. Wie die Wirkung sind die unerwünschten Wirkungen auf die Dauer von etwa 3 Monaten beschränkt, danach können die Injektionen wiederholt werden. **Dantrolen** wird mit strenger Indikationsstellung nur dann eingesetzt, wenn eine Muskelspastik anders nicht zu beherrschen ist.

Pharmaka
Im Folgenden steht p für peripheres und z für zentrales Muskelrelaxanz.
- Baclofen, z.B. Lioresal®, z
- Tizanidin, z.B. Sirdalud®, z
- Tetrazepam, z.B. Tetrazep® (aus der Gruppe der Benzodiazepine), z
- Botulinumtoxin A, z.B. Botox®, p
- Dantrolen, z.B. Dantamacrin®, p.

Indikationen
- Schwere Muskelspastik (Hauptindikation)
- Fortgeschrittene Multiple Sklerose
- Schmerzhafte Muskelspasmen
- Örtliche Spastizität, z.B. der Hand und des Handgelenks von Schlaganfallpatienten, spastischer Spitzfuß oder Schiefhals (Botulinumtoxin).

Wirkungen
- Periphere oder zentrale Muskelrelaxation ohne Angriff am Acetylcholinrezeptor
- Zentrale Dämpfung der entprechenden Nervenimpulse (zentrale Muskelrelaxanzien)
- Hemmung der Ausschüttung des Neurotransmitters Acetylcholin an den motorischen Endplatten (Botulinumtoxin)
- Hemmung der Kalziumfreisetzung direkt am Muskel (Dantrolen).

Nebenwirkungen
- Sedierung
- Schmerzen an der Einstichstelle
- Schwächen in der benachbarten Muskulatur.

Kontraindikation
- Muskelschwächeerkrankungen wie Myasthenia gravis (Erkrankung mit vorzeitiger Ermüdbarkeit der Willkürmuskulatur durch Antikörper gegen Acetylcholin-Rezeptoren) oder Lambert-Eaton-Syndrom.

KAPITEL 15
Diuretika

Diuretika sind Medikamente, die die **Harnausscheidung** der Nieren fördern. Die Nieren bilden durch Filtration schädlicher Stoffwechselprodukte (harnpflichtige Substanzen) aus dem Blut den Harn. Die ableitenden Harnwege sammeln den aus den Nieren austretenden Harn und leiten ihn über Harnleiter, Harnblase und Harnröhre nach außen ab.

15.1 Harnbildung

Die Niere besitzt neben den Blutgefäßen ein kompliziertes System von **Nierenkörperchen** und **Nierenkanälchen** (Nephrone), das für die Harnbildung verantwortlich ist. Die Niere eines Erwachsenen besitzt ca. 1,2 Millionen solcher Nephrone, die die Arbeitseinheiten der Niere darstellen.

Anteile eines Nephrons
- Nierenkörperchen (Glomerulum)
- Nierenkanälchen (Tubulus).

Mehrere Tubuli münden in der Nierenrinde in ein Sammelrohr, das den Harn schließlich zum Nierenbecken transportiert, von wo aus er dann über die ableitenden Harnwege ausgeschieden wird. Im **Glomerulum** wird durch Filtration aus dem Blut der Primärharn (Vorharn) gebildet. Im **Tubulus** wird durch Rückresorption von Flüssigkeit und Mineralien der Sekundärharn (Endharn) gebildet.

15.1.1 Bildung des Primärharns (Vorharn)

Die Bildung des Primärharns (Vorharn) findet im Glomerulum statt. Hier wird ein **Ultrafiltrat** des Blutplasmas gebildet, das die meisten im Blut gelösten Stoffe in gleicher Konzentration enthält. Lediglich die Blutkörperchen und Eiweiße verbleiben im Gefäßsystem, da die „Poren" der Glomerulummembran nur Teilchen bis zu einer bestimmten Größe passieren lassen (Filterfunktion). Auf diese Weise werden pro Tag ca. 180 Liter Primärharn gebildet.

▮ Im Nierenkörperchen werden durch Filtration aus dem Blut etwa 180 Liter Vorharn pro Tag gebildet. ▮

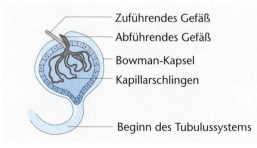

Abb. 15.1 Bau eines Nierenkörperchens.

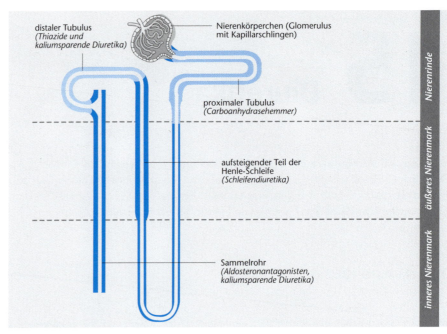

Abb. 15.2 Wirkorte der Diuretika.

15.1.2 Bildung des Sekundärharns (Endharn)

Auf seinem Weg durch das Tubulussystem (Nierenkanälchen) wird der Primärharn durch Rückresorption von Flüssigkeit und anderen Bestandteilen auf unter 1% seiner ursprünglichen Menge vermindert, also auf ca. 1,5 l/Tag. Die Konzentration von Harnstoff, NaCl und anderen Stoffen ist im Endharn ca. 3–4-mal höher als im Blut.

Im Nierenmark bilden die Blutgefäße und Nierentubuli gestreckt verlaufende Leitungsbündel. Die Rückresorption erfolgt nach dem komplizierten Haarnadelgegenstromprinzip, das einen Rückstrom von Flüssigkeit bei gleichzeitiger Zunahme der Salzkonzentration in der im Tubulussystem verbleibenden Flüssigkeit ermöglicht.

Bau der Nierenröhrchen (Tubuli)
Hauptstück (proximaler Tubulus)
Hier werden durch aktive und passive Transportvorgänge Glukose, Elektrolyte und ein Großteil des Wassers rückresorbiert.
Überleitungsstück (Henle-Schleife)
Die Henle-Schleife dringt haarnadelförmig mit einem aufsteigenden und absteigenden Schenkel ins Mark ein. Im aufsteigenden, wasserundurchlässigen Teil erfolgt hauptsächlich die aktive Natrium-Rückresorption.
Mittelstück (distaler Tubulus)
Das Mittelstück besteht aus dem Verbindungsstück und dem Sammelrohr. Hier spielen das Mineralkortikoid Aldosteron und das Hormon ADH eine wichtige Rolle für die renale Wasserausscheidung. Die Sammelrohre der einzelnen Nephrone vereinen sich zu größeren Sammelkanälen, die schließlich an der Papillenspitze in die Nierenkelche und weiter ins Nierenbecken münden.

▍ In den Nierenkanälchen (Tubuli) erfolgt durch Rückresorptionsvorgänge die Bildung des Endharns. ▍

15.1.3 Hormone, die die Diurese steuern

Das Mineralkortikoid Aldosteron und das Hormon Adiuretin (ADH) greifen regulierend in die Harnausscheidung (Diurese) ein.

Aldosteron

Aldosteron wird in der Zona glomerulosa der Nebennierenrinde gebildet. Es gehört zur Gruppe der Mineralkortikoide, die eine besondere Wirkung auf den Wasser- und Mineralstoffwechsel besitzen.

Wirkungen
- Vermehrte Natrium-Rückresorption im distalen Tubulus der Niere
- Vermehrte Kaliumausscheidung durch die Niere
- Zunahme des extrazellulären Flüssigkeitsvolumens
- Steigerung des Blutdrucks.

Durch die Natrium-Rückresorption verbleibt mit dem Natrium auch vermehrt Wasser im Organismus. Das erhöhte Volumen steigert den Blutdruck.

▌ Medikamente, die die Wirkung des Aldosterons hemmen, können als Blutdrucksenker eingesetzt werden (Spironolacton). ▌

Adiuretin (ADH)

Das Hormon Adiuretin (antidiuretisches Hormon, ADH) wird im Hypothalamus gebildet. Es wird bei einem Anstieg der Plasmaosmolarität (Konzentrationsanstieg im Blut) oder einem Abfall des Plasmavolumens verstärkt ins Blut abgegeben.

Wirkungen
- Erhöht die Wasserdurchlässigkeit des distalen Tubulus und der Sammelrohre der Niere
- Vermehrte Rückresorption von Wasser und damit Hemmung der Harnproduktion (Antidiurese).

Beim ADH-Mangel kommt es zum Krankheitsbild des Diabetes insipidus mit einer Harnausscheidung von bis zu 20 l/Tag.

▌ Analoge des Adiuretin, z.B. Desmopressin (Minirin®), werden bei Diabetes insipidus eingesetzt. ▌

15.2 Wirkprinzip der Diuretika

Diuretika fördern die Harnausscheidung der Niere. Mit Ausnahme der osmotischen Diuretika wirken Diuretika hauptsächlich über eine Steigerung der Natriumausscheidung (Natrium bleibt vermehrt im Tubuluslumen). Das Wasser folgt dem Natrium passiv nach.

Indikationen
Diuretika werden immer dann eingesetzt, wenn über eine erhöhte Harnausscheidung das im Organismus vorhandene Flüssigkeitsvolumen vermindert werden soll:
- Bei Ödemen (Ausschwemmung im Gewebe eingelagerter Flüssigkeit)
- Bei Bluthochdruck (Verminderung des zirkulierenden Blutvolumens und damit Senkung des Blutdrucks)
- Bei Herzinsuffizienz (Verminderung des Blutvolumens, das durch den geschwächten Herzmuskel gepumpt werden muss)
- Bei Vergiftungen (verstärkte Ausscheidung der giftigen Substanzen).

Die Diuretika haben je nach Stoffgruppe unterschiedliche Angriffsorte (> Abb. 15.2), Wirkprofile und Einsatzbereiche.

Man teilt Diuretika in mehrere Gruppen ein:
- Osmotische Diuretika
- Carboanhydrase-Hemmer
- Thiazide
- Schleifendiuretika
- Kalium sparende Diuretika.

‖ Diuretika fördern die Harnausscheidung. ‖

15.2.1 Osmotische Diuretika

Osmotische Diuretika, die intravenös infundiert werden, führen über ihre starke osmotische Wirksamkeit zu einem **Einstrom der Flüssigkeit** vom umliegenden Gewebe in das Gefäßsystem. Da die mit den Osmodiuretika vermehrt anfallende Flüssigkeit nicht im Tubulussystem rückresorbiert wird, kommt es zur erhöhten Harnausscheidung.

Pharmaka
- Mannit, z.B. Osmofundin®
- Sorbit, z.B. Sorbitol-Infusionslösung.

Indikationen
- Hirnödem
- Vergiftungen
- Prophylaxe des akuten Nierenversagens.

Nebenwirkungen
- Starker Wasserverlust (Dehydrierung)
- Kreislaufbelastung in der Anfangsphase durch Infusion einer zusätzlichen Flüssigkeitsmenge.

Kontraindikationen
- Lungenödem
- Herzinsuffizienz
- Anurie.

15.2.2 Carboanhydrase-Hemmer

Durch Hemmung des Enzyms Carboanhydrase kommt es zu einer **Verringerung der tubulären Rückresorption** von Natrium. Folge ist ein Verbleib von Natrium im Tubulus und damit eine erhöhte Ausscheidung von Natrium und Wasser.

Pharmakon
- Acetazolamid, z.B. Diamox®.

Indikationen
- Verminderung der Kammerwasserproduktion am Auge
- Ödeme.

Nebenwirkungen
- Hypokaliämie
- Herzrhythmusstörungen.

Kontraindikationen
- Leberkoma
- Nierenschäden
- Hypokaliämie.

15.2.3 Thiazide

Thiazide hemmen im distalen Tubulus die Natriumrückresorption. Folge ist der Verbleib von Natrium im Tubulus und eine damit verbundene erhöhte Natrium- und Wasserausscheidung.

Pharmaka
- Xipamid, z.B. Aquaphor®
- Hydrochlorothiazid, z.B. Esidrix®.

Indikationen
- Bluthochdruck
- Ödeme bei chronischer Nieren- und Herzinsuffizienz.

Nebenwirkungen
- Hypokaliämie
- Exsikkose.

Kontraindikationen
- Schwangerschaft
- Leberkoma
- Nierenschäden
- Hypokaliämie.

Besonderes
Die Thiazide sind aus den Carboanhydrasehemmern entwickelt worden und weisen daher ähnliche Nebenwirkungen und Kontraindikationen auf.

15.2.4 Schleifendiuretika

Schleifendiuretika greifen am aufsteigenden Teil der Henle-Schleife an und verhindern dort eine Rückresorption von Natrium. Schleifendiuretika zeichnen sich durch starke Wirkung und schnellen Wirkungseintritt aus.

❚❚ Schleifendiuretika wirken schnell und stark. ❚❚

Pharmaka
- Furosemid, z.B. Lasix®, Fusid®
- Piretanid, z.B. Arelix®
- Torasemid, z.B. Unat®.

Indikationen
- Ödeme bei akuter Nieren- und Herzinsuffizienz, akutes Lungenödem
- Drohende Anurie (Versiegen der Harnproduktion)
- Vergiftungen.

❚❚ Wegen des schnellen Wirkungseintritts sind Schleifendiuretika zur Therapie akuter Ödeme im Notfall geeignet. ❚❚

Nebenwirkungen
- Hypokaliämie
- Hyperurikämie (Harnsäuregehalt steigt)
- Hörschäden (bei hohen Dosierungen).

Kontraindikationen
- Leberkoma
- Nierenschäden mit Anurie
- Bestehende Hypokaliämie
- Langzeitbehandlung in der Schwangerschaft.

15.2.5 Kalium sparende Diuretika

Die Kalium sparenden Diuretika hemmen die Natriumrückresorption im distalen Tubulus. Gleichzeitig kommt es zur erheblichen Kaliumretention. Zu dieser Gruppe zählen auch die **Aldosteron-Antagonisten** (z.B. Spironolacton). Sie blockieren Aldosteron, das die Natriumrückresorption und die Kaliumausscheidung fördert. Dadurch steigern sie Natrium- und Harnausscheidung.

Pharmaka
- Triamteren (z.B. in Dytide H® + Hydrochlorothiazid)
- Amilorid (z.B. in Moduretik® + Hydrochlorothiazid)
- Spironolacton, z.B. Aldactone®, Osyrol®.

Indikationen
- Langzeittherapie der Hypertonie (in Kombination mit anderen Diuretika).
- Primärer und sekundärer Hyperaldosteronismus (Spironolacton).

Nebenwirkungen
- Hyperkaliämie
- Gynäkomastie und Amenorrhoe (Spironolacton)
- Störungen im Gastrointestinaltrakt.

Kontraindikationen
- Niereninsuffizienz
- Bestehende Hyperkaliämie
- Bestehende Hyponatriämie
- Schwangerschaft.

KAPITEL 16 Antihypertensiva

Antihypertensiva sind Medikamente zur Behandlung des **Bluthochdrucks.** Nach Definition der WHO spricht man von einer **Hypertonie,** wenn der systolische Wert über 140 mmHg und der diastolische Wert über 90 mmHg steigt. Etwa 10–20% der Menschen in den Industrienationen leiden an einer Hypertonie. Wegen der Häufigkeit und der möglichen Langzeitfolgen wie Infarkt, Arteriosklerose und Schlaganfall hat die Erkennung und Therapie des Bluthochdrucks eine überragende Bedeutung.

Einteilung der Hypertonien
- Primäre, essenzielle Hypertonie (Ursache unbekannt, durch viele Faktoren ausgelöst, häufigste Form, ca. 90%)
- Sekundäre Hypertonie, insgesamt ca. 10% (Ursache bekannt, Folge von Nieren- und Gefäßerkrankungen, endokrine Hypertonie, Schwangerschaftshypertonie).

Ca. 25% aller Todesfälle jenseits des 40. Lebensjahres beruhen indirekt auf einer Hypertonie. In 60–70% der Fälle sterben Hypertoniker an einer Linksherzinsuffizienz und koronaren Herzerkrankung. Etwa die Hälfte aller Hypertoniker entwickelt eine Arteriosklerose.

❚❚ Der Großteil der Hypertoniker ist nicht oder unzureichend behandelt. ❚❚

16.1 Allgemeines Therapieregime der Hypertonie

In seltenen Fällen kann ein erhöhter Blutdruck durch eine operative Beseitigung der Ursache normalisiert werden (Phäochromozytom, Nebennierenrindentumor).

In den allermeisten Fällen aber, gerade bei der **essenziellen Hypertonie,** muss der Blutdruck durch eine wirksame medikamentöse Therapie (oft lebenslang) im Normbereich eingestellt werden. Nur so können die gravierenden Gefäßschäden und ihre Spätfolgen Arteriosklerose, Herzinfarkt und Schlaganfall verhindert werden.

❚❚ Jeder Bluthochdruck sollte durch eine ausreichende medikamentöse Therapie behandelt werden. ❚❚

Allgemeinmaßnahmen
Zusätzlich zu einer medikamentösen Therapie des Bluthochdrucks sollten folgende Maßnahmen ergriffen bzw. Lebensregeln befolgt werden:
- Gewichtsnormalisierung
- Salzarme Diät
- Rauch- und Alkoholverbot
- Körperliches Training.

16.2 Sympathikushemmende Stoffe

Viele klinisch gebräuchlichen Antihypertensiva wirken direkt oder indirekt über eine **Hemmung des Sympathikus.** Eine Hemmung des sympathischen Anteils des vegetativen Nervensystems hat entsprechend der physiologischen Wirkung eine Blutdrucksenkung zur Folge.

16.2.1 α- und β-Rezeptorenblocker (direkte Sympatholytika)

α-Blocker und β-Blocker sind Antagonisten an den Rezeptoren des Sympathikus und führen an unterschiedlichen Stellen zur Abschwächung der Sympathikuswirkung (Sympatholytika). Beide führen neben anderen Effekten zu einer Blutdrucksenkung.

α-Blocker

Die Blockierung der α-Rezeptoren hat vor allem eine **Gefäßerweiterung** in der Peripherie zur Folge, da die gefäßverengende Stimulation der α-Rezeptoren ausbleibt.

Pharmaka
- Prazosin, z.B. Minipress®.

▌ α-Blocker senken den Blutdruck durch Gefäßerweiterung im peripheren Gefäßsystem. ▌

β-Blocker

Von therapeutischer Bedeutung ist vor allem die Blockade der $β_1$-Rezeptoren am Herzen, die zur Erniedrigung des Herzzeitvolumens und zur Senkung des Blutdrucks führt. Die Blockade der $β_2$-Rezeptoren am **Bronchialsystem** ist ein unerwünschter Nebeneffekt. β-Blocker, die überwiegend $β_1$-Rezeptoren blockieren, nennt man kardioselektiv.

Pharmaka
- Metropolol, z.B. Beloc® (kardioselektiv)
- Acebutolol, z.B. Prent® (kardioselektiv)
- Propanolol, z.B. Dociton® (unselektiv)
- Pindolol, z.B. Visken® (unselektiv, teilweiser Agonist).

▌ Unerwünschter Nebeneffekt der β-Blocker: Verengung der Bronchien. ▌

16.2.2 Antisympathotonika (indirekte Sympatholytika)

Die zentral wirksamen $α_2$-Agonisten täuschen durch Erregung der zentralen α-Rezeptoren einen Bluthochdruck im peripheren Gefäßsystem vor, so dass über die systemeigenen Rückkopplungsmechanismen des Sympathikus der Blutdruck gesenkt wird.

Pharmaka
- Clonidin, z.B. Catapressan®
- Moxonidin, z.B. Cynt®
- Methyldopa, z.B. Dopegyt®.

Indikationen
- Schwere Hypertonie
- Clonidin zum Abmildern der Entzugssymptome bei Opiatentzug und Alkoholdelir
- Glaukom (Clonidin).

▌ Antisympathotonika verringern den Tonus des Sympathikus über Erregung von $α_2$-Rezeptoren und senken vor allem den Blutdruck. ▌

Wirkung
- Gesenkter Sympathikotonus durch Stimulation zentraler α_2-Rezeptoren.

Nebenwirkungen
- Störungen im Gastrointestinaltrakt
- Obstipation
- Natrium- und Wasserretention
- Verminderte Libido, Potenzstörungen
- Mundtrockenheit
- Bradykardie.

Kontraindikationen
- Erkrankung des Sinusknotens (Herzschrittmacherfunktion)
- Alkoholvergiftungen
- Bradykardie
- Lebererkrankungen
- Niereninsuffizienz.

16.3 Nicht am Sympathikus angreifende Stoffe

Zu den Antihypertonika, die nicht am Sympathikus angreifen, gehören die Diuretika, die Vasodilatatoren und Wirkstoffe, die über das Renin-Angiotensin-System wirken.

16.3.1 Vasodilatatoren

Vasodilatatoren erweitern die Gefäße in der Peripherie durch direkten Angriff an der Gefäßmuskulatur und führen dadurch zu einer Blutdrucksenkung.

❚ Vasodilatatoren führen zur direkten Gefäßerweiterung und Blutdrucksenkung. ❚

Pharmaka
- Minoxidil, z.B. Lonolox®
- Dihydralazin, z.B. Nepresol®.

Indikationen
- Hypertonie in Kombination mit anderen Wirkstoffen
- Minoxidil bei schwerer Hypertonie.

Wirkung
- Direkter Angriff an der Gefäßmuskulatur.

Nebenwirkungen
- Kreislaufstörungen, Schwindel
- Bei Dihydralazin kompensatorische Tachykardie, daher zusätzlich β-Blocker
- Bei Minoxidil Natrium- und Wasserretention, daher zusätzlich Diuretika
- Bei Minoxidil verstärktes Haarwachstum.

Kontraindikation
- Koronarsklerose (Dihydralazin)
- Ulkusleiden.

16.3.2 Kalziumantagonisten

Kalziumantagonisten unterdrücken den Kalziumeinstrom in die Zelle. Dies führt über die Abnahme der Herzfrequenz und die Verlängerung der AV-Überleitungszeit auch zur Blutdrucksenkung. Zusätzlich wirken Kalziumantagonisten gefäßerweiternd und damit blutdrucksenkend.

Pharmaka
- Nifedipin, z.B. Adalat®, Pidilat®
- Nimodipin, z.B. Nimotop®
- Nitrendipin, z.B. Bayotensin®.

Indikationen
- Hypertonie
- Koronare Herzkrankheit (insbes. Nifedipin)
- Beseitigung von Gefäßspasmen nach Subarachnoidalblutung (Nimodipin).

Wirkung
- Kalzium-Kanalblockade und dadurch Gefäßerweiterung.

Nebenwirkungen
- Flush (Gesichtsröte)
- Schwindel, Müdigkeit
- Allergische Hautreaktionen
- Beinödeme
- Parästhesien (Hautempfindungsstörungen).

Kontraindikation
- Schwangerschaft.

16.3.3 Arzneimittel, die über das Renin-Angiotensin-System wirken

Zu den Arzneimitteln, die über das Renin-Angiotensin-System wirken, gehören:
- ACE-Hemmer
- Sartane
- Renin-Hemmer.

Angiotensin II ist eine der stärksten vasokonstriktorisch und damit blutdrucksteigernd wirksamen Substanzen. Durch verschiedene Wirkmechanismen kann seine Wirkung abgeschwächt werden. ACE-Hemmer verhindern die Synthese des Angiotensin-Converting-Enzyms. Das ACE katalysiert die Synthese von Angiotensin I zu Angiotensin II. Sartane (AT_1-Blocker) blockieren den Rezeptor des Angiotensin II (Subtyp 1). Renin-Hemmer wirken bereits auf die Vorstufe des Angiotensin I. Sie hemmen das Enzym Renin, so dass weniger Angiotensin I entsteht. Ist die Angiotensin-II-Konzentration vermindert, wird der Blutdruck gesenkt. Zusätzlich wird die Bildung des Aldosterons eingeschränkt, das die Ausscheidung vermindert und damit das Blutvolumen erhöht (➤ Abb. 16.1).

Pharmaka
Im Folgenden steht A für ACE-Hemmer, S für Sartane und R für Renin-Hemmer.
- Quinapril, z.B. Accupro®, A
- Captopril, z.B. Lopirin®, Tensobon®, A
- Enalapril, z.B. Pres®, Xanef®, A
- Lorsatan, z.B. Lorzaar®, S
- Valsartan, z.B. Diovan®, S

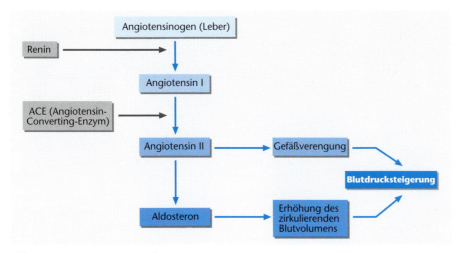

Abb. 16.1 Renin-Angiotensin-Mechanismus.

- Eprosartan, z.B. Teveten®, A
- Aliskiren, z.B. Rasilez®, R.

Indikationen
- Nierengefäßbedingter Hochdruck
- Essenzielle Hypertonie
- Herzinsuffizienz (ACE-Hemmer und einzelne Sartane).

Wirkung
- Blutdrucksenkung durch verminderte Wirkung des Angiotensin II durch Hemmung von Renin, ACE oder Rezeptor-Blockade.

Nebenwirkungen
Die subjektive Verträglichkeit der ACE-Hemmer ist in der Regel gut, Nebenwirkungen sind selten. AT_1-Blocker haben den Vorteil, dass kein Reizhusten auftritt.
- Reizhusten (in 5–15% der Fälle, nicht bei Sartanen)
- Allergien (z.B. Urtikaria, Larynxödem, Angioödem)
- Übelkeit
- Störungen des Geschmackssinns
- Hyperkaliämie (keine Kombination mit kaliumsparenden Diuretika)
- Agranulozytose.

Kontraindikationen
- Angioödem in der Vorgeschichte
- Niereninsuffizienz im Endstadium
- Primärer Hyperaldosteronismus
- Gleichzeitige immunsuppressive Therapie.

Besonderes
- Kontrolle des Kalium-Haushalts notwendig.

Wirkdauer
- Captopril: kurze Halbwertszeit → mehrere Einnahmen/Tag
- Enalapril und andere: längere Halbwertszeit → Einmalgabe/Tag
- Ramipril: längste Halbwertszeit → 48 Stunden Wirkdauer.

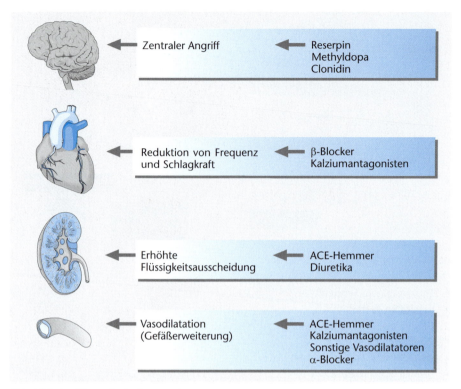

Abb. 16.2 Angriffsorte der Antihypertensiva.

16.3.4 Diuretika

Diuretika fördern die Harnausscheidung. Sie wirken über die Verminderung des zirkulierenden Blutvolumens und andere noch unbekannte Mechanismen ebenfalls blutdrucksenkend.

16.4 Medikamentöse Stufentherapie der Hypertonie

Zur medikamentösen Therapie der Hypertonie stehen fünf Basis-**Antihypertonika** zur Verfügung, die je nach Bedarf und Höhe der Hypertonie kombiniert werden können:
- Diuretika, z.B. Lasix®, erhöhen die Flüssigkeitsausscheidung, reduzieren das Blutvolumen und senken den Blutdruck
- β-Blocker, z.B. Beloc ZOK®, senken Herzfrequenz und Blutdruck
- ACE-Hemmer, z.B. Xanef® oder Lopirin®, hemmen die Bildung von Angiontensin II und so den Renin-Angiotensin-Aldosterin-Mechanismus
- Sartane, z.B. Lorzaar® oder Blopress®, blockieren Angiontensin-II-Rezeptoren und so den Renin-Angiotensin-Aldosterin-Mechanismus
- Kalziumantagonisten, z.B. Dilzem® oder Adalat®, führen über eine Gefäßerweiterung und eine Reduzierung der Schlagkraft zu einer Blutdrucksenkung.

Kommt es unter Gabe eines Antihypertonikums nicht zu einer Blutdrucknormalisierung, so werden verschiedene Wirkstoffe kombiniert.

❙❙ Medikamentöse Basistherapie der Hypertonie mit β-Blocker, Diuretikum, ACE-Hemmer, Sartan, Kalziumantagonist oder Zweier-Kombination aus diesen Wirkstoffen. ❙❙

Kommt es in der ersten Stufe einer Monotherapie mit einem der fünf genannten Wirkstoffe nicht zu einer Blutdrucknormalisierung, werden diese Wirkstoffe in Stufe 2 miteinander kombiniert. Bei unzureichender Wirkung kommen in der 3. Stufe eine Dreierkombination,

16.4 Medikamentöse Stufentherapie der Hypertonie

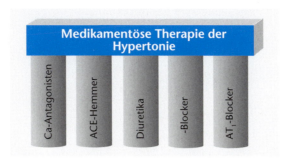

Abb. 16.3 Medikamentöse Therapie der Hypertonie.

auch noch Vasodilatanzien, wie Dihydralazin, infrage. Ab Stufe 4 (Vierer-Kombination) werden auch Antisympathotonika eingesetzt. Minoxidil bleibt schweren Hypertonien vorbehalten, bei denen verschiedene Dreier- oder Vierer-Kombinationen zum Einsatz kommen.

16.4.1 Therapie des hypertensiven Notfalls

Ein hypertensiver Notfall liegt vor, wenn aufgrund eines krisenhaften Anstiegs des Blutdrucks eine lebensbedrohliche Situation eingetreten ist, die eine sofortige Senkung des Drucks erforderlich macht. Bei Hochdruckkrisen kann es zur Hirnblutung oder akuten Herzinsuffizienz kommen.

Medikamente zur Behandlung der Hochdruckkrise
Die folgenden Medikamente werden in dieser Reihenfolge gegeben, wenn jeweils keine Besserung eintritt:
- Nifedipin als Zerbeißkapsel, z.B. Adalat®
- Clonidin i.v., z.B. Catapresan®
- Dihydralazin i.v., z.B. Nepresol®
- Evtl. Furosemid i.v., z.B. Lasix®.

KAPITEL 17

Antiarrhythmika

Antiarrhythmika sind Medikamente zur **Regulierung des Herzrhythmus.** Veränderungen des normalen Herzrhythmus sind von unterschiedlicher Ursache und Ausprägung. Sie können vom klinisch unbemerkten Extraschlag (Extrasystole) bis zum tödlichen Kammerflimmern reichen.

Das Herz besitzt ein eigenes **Reizleitungssystem** mit der Fähigkeit zur selbstständigen Erregungsbildung und -leitung. Man teilt die Rhythmusstörungen in Erregungsbildungsstörungen und Erregungsleitungsstörungen ein. Bei Erregungsbildungsstörungen liegt eine Erkrankung der Schrittmacherzellen vor, bei Erregungsleitungsstörungen ist die Ausbreitung der Erregung über das Herz gestört. Beide genannten Formen können zur Störung des Herzrhythmus, also zur ungeregelten Herzkontraktion mit schlechter Auswurfleistung führen. Zudem kann eine pathologische Erhöhung (Tachykardie) oder Erniedrigung (Bradykardie) der Herzfrequenz vorliegen.

17.1 Ursachen und Formen von Rhythmusstörungen

Ursache und Ausprägung der Herzrhythmusstörungen sind vielfältig. Herzrhythmusstörungen hat praktisch jeder Mensch ein- oder mehrmals im Laufe seines Lebens, wobei nicht jede Rhythmusstörung auch behandlungsbedürftig ist.

17.1.1 Ursachen von Rhythmusstörungen

Hauptursachen der Rhythmusstörungen sind Schädigungen des Herzgewebes durch:
- Verengung der Koronargefäße (KHK)
- Infarkte
- Infekte (Myokarditis).

Seltenere Ursachen sind:
- Elektrolytstörungen (Kalium, Kalzium)
- Schilddrüsenüberfunktion
- Medikamente (Digitalisüberdosis, Antidepressiva).

■ Hauptursache der Rhythmusstörungen ist die Sauerstoffunterversorgung des Herzmuskels. ■

17.1.2 Formen von Rhythmusstörungen

Häufige Rhythmusstörungen
- Extraschläge (Extrasystolen, supraventrikulär und ventrikulär)
- Bradykardien (Frequenz < 50)
- Tachykardien (Frequenz > 100)
- Kammerflimmern (ungeordnete, zitterartige Kontraktionen).

Die **ventrikulären** (von der Kammer ausgehenden) Extrasystolen können je nach Häufigkeit und ausgehendem Zentrum weiter klassifiziert werden (Klassifikation nach LOWN). Kriterien sind dabei:

- Anzahl der Extrasystolen
- Monotope Extrasystolen = von einem Zentrum ausgehende Extrasystolen → lokale Schädigung
- Polytope Extrasystolen = von mehreren Zentren ausgehende Extrasystolen → diffuse Schädigung.

17.2 Antiarrhythmika gegen tachykarde Rhythmusstörungen

Antiarrhythmika zur Behandlung von tachykarden Herzrhythmusstörungen und Extrasystolen stellen das Membranpotenzial der Herzmuskelzelle wieder so ein, dass die ungewollten Erregungen unterbleiben. Erreicht wird dies durch Blockade der Natrium-, Kalium- oder Kalzium-Kanäle sowie der β_1-Rezeptoren. Dadurch wird das physiologische Ruhepotenzial wiederhergestellt (ca. –90 mV).

Die klassischen Antiarrhythmika werden nach ihrem unterschiedlichen Wirkprofil in Untergruppen nach Vaughan-Williams eingeteilt.

Antiarrhythmika nach Vaughan-Williams
- Klasse I. Natriumkanalblocker (Ia: Chinidin-Typ, Ib: Lidocain-Typ, Ic: Zwischentyp)
- Klasse II. β-Rezeptoren-Blocker
- Klasse III. Kaliumkanalblocker
- Klasse IV. Kalziumantagonisten.

Wirkungen der Antiarrhythmika auf das Herz
- Erniedrigung der Frequenz (negative Chronotropie)
- Erniedrigung der Kontraktionskraft (negative Inotropie)
- Erniedrigung der Erregbarkeit (negative Bathmotropie).

Besonderheiten

Studien haben gezeigt, dass aus prognostischer Sicht eine Langzeittherapie mit Antiarrhythmika der Klasse I (seltener der Klasse III) nach Herzinfarkt oder bei manifester Herzinsuffizienz nicht gerechtfertigt erscheint, da sie die Sterberate nicht senken, sondern durch Verursachung von Rhythmusstörungen die Prognose eher verschlechtern (sog. „Proarrhythmischer Effekt").

17.2.1 Natriumkanalblocker (Klasse I)

Pharmaka dieser Klasse blockieren die **Natriumkanäle** und verlangsamen dadurch den Natriumeinstrom. Folge ist eine Abnahme der Erregbarkeit der Zellen am Herzen. Diese Substanzklasse wird in die Klasse Ia (chinidinartige), Ib (lidocainartige) und Ic unterteilt.

❚ Hemmung des Natriumstroms in die Zelle verringert die elektrische Erregbarkeit. ❚

Pharmaka
- Chinidin, z.B. in Cordichin® mit Verapamil kombiniert, Klasse Ia
- Ajmalin, z.B. Gilurytmal®, Klasse Ia
- Prajmalium, z.B. Neo-Gilurytmal®, Klasse Ia
- Lidocain, z.B. Xylocitin cor®, Klasse Ib
- Mexiletin, z.B. Mexitil®, Klasse Ib
- Propafenon, z.B. Rytmonorm®, Klasse Ic.

Indikationen
- Vorhofflimmern und -flattern
- Tachyarrhythmie
- WPW-Syndrom (erhöhte und verfrühte Erregbarkeit verschiedener Herzbezirke, insbes. Ajmalin und Prajmalium)
- Prophylaxe und Therapie ventrikulärer Arrhythmien
- Kammerarrhythmie (Lidocain)
- Kammerextrasystolie nach Herzinfarkt (Lidocain).

Wirkung
- Blockierung der Natrium-Kanäle an der Membran.

Nebenwirkungen
- Blutdruckabfall bis hin zum Schock (insb. Lidocain)
- Schwindel, Übelkeit und Erbrechen
- Magen-Darm-Störungen
- Allergische Reaktionen (zuvor testen)
- Hörstörungen, Schwindel
- Bradykardie (Ajmalin, Prajmalium)
- Krämpfe (Lidocain)
- Kopfschmerzen.

‖ Wegen gefährlicher Summationseffekte nie zwei Antiarrhythmika kombinieren. ‖

Kontraindikationen
- Herzinsuffizienz
- Digitalisintoxikation
- Endokarditis (bakteriell)
- AV-Block
- Starke Hypotonie
- Glaukom
- Bradykardie
- Leber- und Nierenschäden.

‖ Blutdruck-, Frequenz- und Kontraktionskraftminderung bei Antiarrhythmika. ‖

Besonderes
Die renale Ausscheidung von Digoxin (Digacin®, Lanicor®) wird durch Chinidin verringert, deshalb muss die Digoxindosis halbiert werden.
    Lidocain ist auch ein **Lokalanästhetikum.** Es ist i.v. gut steuerbar und schnell wirksam.
‖ Lidocain wirkt auch als Lokalanästhetikum. ‖

17.2.2 β-Blocker (Klasse II)

β-Blocker wirken über eine Blockade der β-**Rezeptoren** am Herzen. Sie wirken besonders bei Kammertachykardien und Extrasystolen, die von der Kammer ausgehen. Sie werden in Kapitel 8, „Am vegetativen Nervensystem wirkende Pharmaka" (Sympatholytika) besprochen.
‖ β-Blocker wirken vor allem frequenzsenkend. ‖

17.2.3 Kaliumantagonisten (Klasse III)

Kaliumantagonisten verlängern über eine dem Kalium entgegengesetzte Wirkung die Dauer des Aktionspotenzials und damit die Erregbarkeit. Wegen der erheblichen Nebenwirkungen werden Kaliumantagonisten nur selten und unter strenger Indikationsstellung eingesetzt.

Pharmakon
- Amiodaron, z.B. Cordarex®.

Indikationen
- Therapieresistente ventrikuläre Extrasystolen
- Therapieresistente supraventrikuläre Extrasystolen.

Wirkung
- Frequenzerniedrigung durch Kalium-Kanal-Beeinflussung.

Nebenwirkungen
- Kumulationsgefahr (lange Verweildauer im Körper, HWZ: 2–4 Wochen)
- Hornhauttrübungen (Medikament lagert sich in die Cornea ein)
- Neuropathien (Nervenschmerzen durch Einlagerung)
- Störungen der Schilddrüsenfunktion (durch hohen Jodgehalt)
- Photosensibilisierung (Neigung zu Sonnenbrand).

▌ Wegen der hohen Nebenwirkungsrate findet das Amiodaron als Antiarrhythmikum heute kaum noch Anwendung. ▌

Kontraindikationen
- Sinus-Bradykardie
- Reizleitungsstörungen
- Jodallergie und Schilddrüsenerkrankungen
- Schwangerschaft und Stillzeit
- Bestehende Lungenerkrankungen.

Besonderes
Nach regelmäßiger Einnahme von Amiodaron sollten augenärztliche Kontrolluntersuchungen erfolgen (reversible Schäden).

17.2.4 Kalziumantagonisten (Klasse IV)

Kalziumantagonisten unterdrücken den Kalziumeinstrom in die Zelle. Dies führt zur Frequenz-Abnahme und zur Verlängerung der AV-Überleitungszeit (die Zeit, die ein elektrischer Impuls zwischen Vorhof und Kammer benötigt). Der Klassiker der Kalziumantagonisten mit antiarrhythmischer Wirkung ist Verapamil. Andere Kalziumkanalblocker werden eher als Antihypertonika verwendet.

Pharmaka
- Verapamil, z.B. Isoptin®,
- Diltiazem, z.B. Dilzem®
- Gallopamil, z.B. Procorum®.

Indikation
- Supraventrikuläre tachykarde Rhythmusstörungen (Verapamil).

Wirkung
- Kalzium-Kanalblockade.

Nebenwirkungen
- Blutdruckabfall
- Verstopfung (Obstipation)

- AV-Block
- Bradykardie
- Allergische Nebenwirkungen.

Kontraindikationen
- AV-Block
- Herzinsuffizienz
- WPW-Syndrom (Risiko einer Kammertachykardie)
- Krankhafter Sinusknoten (Sick-Sinus).

17.3 Antiarrhythmika gegen bradykarde Rhythmusstörungen

Bradykarde Rhythmusstörungen werden im Wesentlichen durch Stimulierung des Sympathikus bzw. Dämpfung des Parasympathikus behandelt. Ausführliche Beschreibung in Kapitel 8, „Am vegetativen Nervensystem wirksame Pharmaka".

17.3.1 β-Sympathomimetika

β-Sympathomimetika stimulieren die β-Rezeptoren des Sympathikus und bewirken so eine Herzfrequenzerhöhung.

Pharmakon
- Orciprenalin, z.B. Alupent®.

Indikationen
- AV-Block (verlängerte Überleitungszeit)
- Sinusbradykardie.

Wirkung
- Stimulation der $β_1$-Rezeptoren des Sympathikus.

17.3.2 Parasympatholytika

Parasympatholytika schwächen den Parasympathikus in seiner Aktivität. Da dieser die Herzfrequnz senkt, erhöhen Parasympatholytika diese.

Pharmakon
- Ipratropium, z.B. Itrop®.

Indikation
- Sinusbradykardie.

Wirkung
- Kompetitive Besetzung der Acetylcholin-Rezeptoren.

KAPITEL 18
Koronartherapeutika

Koronartherapeutika sind Medikamente zur Behandlung der **koronaren Herzkrankheit** (KHK). Leitsymptom der KHK ist die **Angina pectoris** (Brustenge). Sie äußert sich durch belastungs(un-)abhängige, stechende Schmerzen hinter dem Brustbein. Ursache ist ein Missverhältnis zwischen der Sauerstoffzufuhr über die Koronargefäße und dem Sauerstoffbedarf des Herzmuskels.

Ursachen der Angina pectoris
- Koronargefäßsklerose (Hauptursache)
- Koronarspasmen
- Arrhythmien
- Erhöhter Sauerstoffbedarf (Hyperthyreose, Fieber)
- Bluthochdruck (Hypertonie).

❚❚ Ursache der Angina pectoris ist ein Missverhältnis zwischen Sauerstoffangebot und -bedarf. ❚❚

Risikogruppen
- Raucher
- Hypertoniker
- Diabetiker
- Fettstoffwechselstörungen (Gesamtcholesterin und LDL-Cholesterin erhöht)
- Übergewicht, Bewegungsmangel
- Familiäre Belastung, höheres Alter, männliches Geschlecht.

18.1 Wirkprinzip der Koronartherapeutika

Koronartherapeutika (Antianginosa) wirken über:
- **Senkung des Sauerstoffbedarfs** des Herzmuskels
- **Erhöhung des Sauerstoffangebots** über die Koronargefäße.

Diese Effekte werden durch verschiedene Substanzgruppen mit unterschiedlichen Wirkprofilen erreicht.

Grundprinzipien der antianginösen Therapie und verwendete Substanzgruppen

Senkung des Sauerstoffbedarfs
- Senkung der Herzfrequenz (β-Blocker)
- Senkung der Kontraktilität (β-Blocker + Ca-Antagonisten)
- Senken der Nachlast (**Kalziumantagonisten** und Nitrate)
- Senken der Vorlast („venöses pooling", **Nitrate,** Kalziumantagonisten).

Erhöhung des Sauerstoffangebotes
- Erweiterung der Koronargefäße und damit Senkung des Koronargefäßwiderstandes und Beseitigung evtl. Gefäßspasmen (Nitrate, Kalziumantagonisten)
- Senkung der Herzfrequenz und somit Verlängerung der Diastolendauer (β-Blocker).

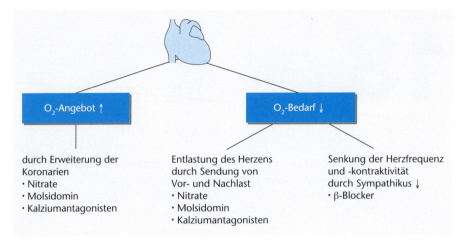

Abb. 18.1 Wirkmechanismus der Koronartherapeutika.

18.2 Nitrate

Nitrate wirken direkt **gefäßerweiternd** an den glatten Muskelzellen der Gefäßwände. Dadurch wird über eine Erweiterung der Venen der venöse Rückstrom zum Herzen vermindert (Senkung der Vorlast) und die Herzfüllung reduziert. Die bei höheren Dosen zusätzliche Erweiterung der Arterien (Senkung der Nachlast) reduziert den Widerstand im arteriellen System. Der Sauerstoffverbrauch am Herzen wird gesenkt. Zusätzlich wird das Sauerstoffangebot am Herzen erhöht, indem Koronargefäße erweitert und Gefäßspasmen gelöst werden. Molsidomin wirkt wie die Nitrate, ohne dass eine Toleranz (Wirkverlust bei wiederholter Gabe) auftritt.

▌ Nitrate senken vor allem die Vorlast des Herzens und erhöhen durch Erweiterung der Koronargefäße das Sauerstoffangebot. ▌

Pharmaka
- Nitroglycerin, z.B. Nitrolingual®, Corangin® Nitrospray (schneller Wirkeintritt, kurze Wirkdauer: ca. 30 Minuten)
- Isosorbiddinitrat, z.B. Nitrosorbon®, Isoket®
- Isosorbitmononitrat, z.B. Ismo®, Corangin®
- Molsidomin, z.B. Corvaton®.

Indikationen
- Anfallsbehandlung der Angina pectoris (Nitroglycerin)
- Dauertherapie der koronaren Herzkrankheit (vor allem Retardpräparate).

Wirkungen
Durch eine Freisetzung von Stickstoffmonoxid führen Nitrate und Molsidomin zu:
- Direkter Gefäßerweiterung, vor allem im venösen System
- Erweiterung der Koronargefäße.

Nebenwirkungen
- Reflektorische Tachykardie (nach RR-Abfall)
- Blutdrucksenkung mit Schwindel und Kopfschmerz
- Hautrötung
- Toleranz.

▌ Typisch für Nitrate ist der Wirkverlust (Toleranzentwicklung) bei Dauergabe. Nach einer Pause von 6–8 Stunden wird wieder der volle Effekt erreicht. ▌

Kontraindikationen
- Hypotonie
- Schock
- Kardiomyopathien und Herzvitien.

Besonderes
Molsidomin, Isosorbiddinitrat und Isosorbidmononitrat sind lang wirksame Wirkstoffe, Nitroglycerin ein kurz wirksames Nitrat. Nitroglycerin wird deshalb bei Angina-pectoris-Anfällen entweder unter die Zunge gesprüht (Lingualspray) oder aus einer Zerbeißkapsel freigesetzt.

▌ Beim Angina-pectoris-Anfall Nitrate als Spray oder Zerbeißkapsel. ▌

18.3 Andere Koronartherapeutika

Neben den Nitraten als klassisches Koronartherapeutikum im Anfall eignen sich β-Blocker und Kalzium-Antagonisten vor allem zur Anfallsprophylaxe und als Alternativmittel bei Nitrat-Unverträglichkeit.

Pharmaka
- Verapamil, z.B. Isoptin® → Kalziumantagonist
- Nifedipin, z.B. Adalat®, Nifehexal® → Kalziumantagonist
- Atenolol, z.B. Tenormin® → β-Blocker.

Indikation
- Prophylaxe und Therapie der Koronaren Herzkrankheit.

Wirkungen
Durch folgende Wirkungen wird der Sauerstoffverbrauch des Herzens gesenkt:
- Erniedrigung der Kontraktilität (Kalziumantagonist, β-Blocker)
- Herzfrequenzerniedrigung (β-Blocker)
- Senkung der Nachlast durch Erniedrigung des Gefäßmuskeltonus (Kalziumantagonist).

Durch folgende Wirkung wird das Sauerstoffangebot für das Herz erhöht:
- Erweiterung der Koranargefäße (Kalziumantagonist).

Nebenwirkungen
- Blutdrucksenkung mit Schwindel und Kopfschmerz
- Verstärkung einer Herzinsuffizienz (β-Blocker)
- Überleitungsstörungen (Verapamil).
- Allergische Hautreaktionen
- Beinödeme
- Parästhesien (Hautempfindungsstörungen).

Kontraindikationen
- AV-Block (β-Blocker, Verapamil)
- Bradykardie (β-Blocker)
- Asthma bronchiale (β-Blocker).

KAPITEL 19
Pharmaka zur Therapie der Herzinsuffizienz

Herzinsuffizienz bezeichnet die Unfähigkeit des Herzmuskels, ein für die Bedürfnisse des Organismus ausreichendes Herzzeitvolumen zu fördern. Viele Erkrankungen können zur Herzinsuffizienz führen. Am häufigsten finden sich folgende fünf Ursachen.

Ursachen der Herzinsuffizienz
- Erkrankungen des Herzmuskels, z.B. Infarkt, Entzündung
- Druckbelastung des Herzmuskels, z.B. Bluthochdruck, Klappenverengungen
- Volumenbelastung des Herzmuskels, z.B. Überwässerung, Niereninsuffizienz
- Mechanische Kontraktionsbehinderung, z.B. Perikarderguss
- Rhythmusstörungen.

Ziel der medikamentösen Behandlung einer Herzinsuffizienz ist es, den Herzmuskel zu entlasten und zu kräftigen. Dazu stehen verschiedene Substanzgruppen zur Verfügung.

19.1 ACE-Hemmer

ACE-Hemmer sind Medikamente, die den Blutdruck senken und den Herzmuskel entlasten. Sie verzögern die Ausbildung einer Verdickung (Hypertrophie) und Erweiterung (Dilatation) der linken Herzkammer. Die Gabe von ACE-Hemmern bessert die Symptome der Herzinsuffizienz, senkt die Zahl der Krankenhausaufenthalte und erhöht die Überlebenswahrscheinlichkeit. Die positiven Wirkungen scheinen unabhängig von der Ursache der Herzinsuffizienz zu sein.

❚ ACE-Hemmer sind Medikamente zur Blutdrucksenkung und Entlastung des Herzmuskels. ❚

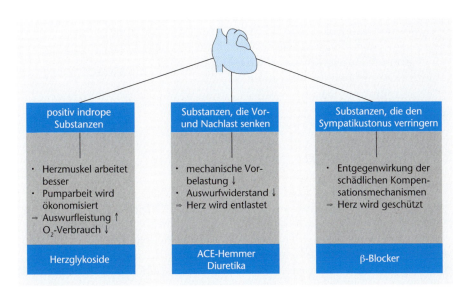

Abb. 19.1 Wirkmechanismen verschiedener Medikamente bei Herzinsuffizienz.

Wirkmechanismus

ACE-Hemmer hemmen das Angiotensin-Conversions-Enzym (ACE). Dies hat zur Folge, dass die Umwandlung von Angiotensin I in die gefäßverengende und blutdrucksteigernde Substanz Angiotensin II (AT II) vermindert wird. Dazu kommen weitere Effekte, die den Herzmuskel entlasten.

▌ ACE-Hemmer steigern die Überlebenswahrscheinlichkeit von Patienten mit Herzinsuffizienz. ▌

Pharmaka
- Captopril, z.B. Lopirin®
- Enalapril, z.B. Xanef®
- Lisinopril, z.B. Acerbon®
- Quinapril, z.B. Accupro®
- Ramipril, z.B. Delix®.

Indikationen
- Herzinsuffizienz
- Bluthochdruck.

Wirkungen
Die wichtigsten ACE-Hemmer-Wirkungen sind:
- Abnahme des Blutdrucks durch Weitstellung der Arterien und Arteriolen
- Verminderung der durch AT II vermittelten Stresshormon-Freisetzung
- Abnahme der Volumenbelastung des Herzmuskels durch Verminderung der Aldosteronwirkung (geringere Natrium- und Wasser-Wiederaufnahme in der Niere).

Nebenwirkungen
- Blutdrucksenkung (vor allem zu Therapiebeginn)
- Trockener Reizhusten (in ca. 15% der Fälle)
- Allergien (Exantheme, Leukopenien, Larynxödem)
- Geschmacksstörungen (selten), Mundtrockenheit
- Angioödem (sehr selten, aber lebensgefährlich).

▌ Typische und häufigste Nebenwirkung einer ACE-Hemmer-Therapie ist trockener Reizhusten. ▌

Kontraindikationen
- Angioödeme und Allergien gegen ACE-Hemmer in der Vorgeschichte
- Beidseitige Nierenarterien-Verengung
- Hochgradige Verengung der Aorten- oder Mitralklappe
- Gleichzeitige immunsupressive Therapie
- Schwangerschaft und Stillzeit.

19.2 Herzglykoside

Herzglykoside sind Medikamente zur Stärkung der Kontraktionskraft des Herzens. Sie sind pflanzlicher Herkunft und finden sich in Fingerhut, Meerzwiebel und in Maiglöckchen.

Wegen ihrer ausgeprägten Wirkung auf die Herzfunktionen sind Glykoside bei der Herzinsuffizienz indiziert, wenn die Pumpleistung des Herzens nicht ausreicht.

▌ Herzglykoside sind Medikamente zur Stärkung der Kontraktionskraft des Herzens. ▌

Wirkmechanismus

Herzglykoside bewirken am insuffizienten Herzen eine ökonomischere Arbeitsweise. Die **Kontraktionskraft** wird erhöht (positive Inotropie) durch vermehrtes Angebot an intrazellulärem Kalzium für die Muskelkontraktion. Dadurch kommt es in der Folge zu:
- Verbesserung der Auswurfleistung des Herzens
- Senkung des kardialen Sauerstoffverbrauchs
- Verkleinerung des dilatierten (erweiterten) Herzens
- Ausschwemmung von Ödemen.

Am gesunden Herzen wird dagegen der Energieverbrauch erhöht und die Leistungsfähigkeit vermindert.

❙❙ Herzglykoside steigern die Kontraktionskraft über eine Erhöhung der Konzentration an intrazellulärem Kalzium. ❙❙

Alle Herzglykoside wirken im Prinzip über den gleichen Mechanismus. Sie unterscheiden sich hauptsächlich in der Resorptionsquote, der Wirkdauer und dem Ausscheidungsweg.

Pharmaka
- Digitoxin, z.B. Digimerck®
- Digoxin, z.B. Lanicor®
- β-Acetyldigoxin, z.B. Novodigal®
- β-Metyldigoxin, z.B. Lanitop®
- Strophanthin (nur i.v. oder als Zerbeißkapsel wirksam).

Indikationen
- Herzinsuffizienz
- Supraventrikuläre Tachyarrhythmien.

Wirkungen
- Steigerung der Kontraktionskraft des Herzens (positiv inotrop)
- Verlangsamung der Schlagfrequenz (negativ chronotrop)
- Verlangsamung der Erregungsleitung (negativ dromotrop)
- Senkung der Reizschwelle (positiv bathmotrop).

❙❙ Herzglykoside steigern die Kontraktionskraft und verlangsamen die Herzfrequenz. ❙❙

Nebenwirkungen
- Übelkeit und Erbrechen
- Störungen des Farbsehens (Gelbsehen), Halluzinationen
- Bradykardie
- Hypokaliämie
- Störungen im Magen-Darm-Trakt.

❙❙ Typische Nebenwirkungen einer Digitalistherapie sind Übelkeit, Erbrechen, Bradykardie und zentralnervöse Störungen. ❙❙

Tab. 19.1 Pharmakologische Daten wichtiger Herzglykoside.

Herzglykosid	Resorptionsquote (%)	Wirkungseintritt peroral	Wirkungseintritt i.v.	Wirkdauer (Tage)	Erhaltungsdosis in mg	Ausscheidungsquote Niere (%)
Digitoxin	100	3–4 h	40 min	20	0,1 (peroral)	60
Digoxin	70–80	2–3 h	30 min	6–8	0,2–0,3 (peroral)	70–80
Strophanthin	0–5		2–10 min	1–2	0,25 (i.v.)	> 90

Kontraindikationen
- Hypokaliämie (Kalium bei Digitalisierung hochnormal einstellen)
- Hyperkalzämie
- Bradykardie
- Frischer Herzinfarkt
- Niereninsuffizienz (bei Digoxin/Strophanthin).

Bei eingeschränkter Nierenfunktion muss die Digitalisdosis angepasst werden, da Digoxin und Strophanthin hauptsächlich über die Niere ausgeschieden werden. Lediglich Digitoxin kann auch bei Niereninsuffizienz normal dosiert werden.

▌ Anpassung der Digoxindosis bei Niereninsuffizienz. ▌

Besonderes
Digitalis und Kalzium dürfen nie gleichzeitig gegeben werden, da sie sich in ihrer Wirkung verstärken (Synergismus). Die Kaliumwerte müssen im Normbereich liegen, da bei erniedrigten Werten die Empfindlichkeit gegenüber den Herzglykosiden erhöht und damit das Auftreten von Nebenwirkungen wahrscheinlicher ist.

▌ Eine erhöhte Kalzium- und eine erniedrigte Kaliumkonzentration verstärken die Digitaliswirkungen und Nebenwirkungen. ▌

Digitalisvergiftung
Aufgrund der geringen therapeutischen Breite kommt es schon bei 1,5-facher Überschreitung des therapeutischen Bereichs zu unerwünschten Nebenwirkungen bis hin zur Vergiftung. Patienten dürfen ihre Digitalisdosis nicht selbstständig ändern, da evtl. Lebensgefahr besteht.

▌ Digitalispräparate haben eine geringe therapeutische Breite, keine Dosisänderung ohne Rücksprache mit dem Arzt. ▌

Symptome
- Herzrhythmusstörungen (Extrasystolen, Bradykardie bis zum AV-Block)
- Übelkeit und Erbrechen
- Kopfschmerz
- Sehstörungen (Farbsehen).

▌ Hinweise auf eine Digitalisvergiftung sind Farbensehen, Erbrechen und Pulsunregelmäßigkeiten. ▌

Therapie
- Absetzen des Medikaments
- Magenspülung
- Kalium-Chlorid i.v. (unter EKG-Kontrolle)
- Digitalis-Antidot
- Ggf. Defibrillation
- Ggf. Lidocain, z.B. Xylocain®
- Ggf. Schrittmacher.

Besonderes
Das Digitalisantidot ist ein Antitoxin, das sich nach i.v. Gabe an Digoxin und Digitoxin bindet und unwirksame Herzglykosid-Antikörper-Komplexe bildet.

▌ Falls ein AV-Block besteht, darf kein Kalium gegeben werden, da dies den Block verstärken würde. ▌

19.3 Andere Pharmaka zur Behandlung der Herzinsuffizienz

19.3.1 Diuretika

Diuretika vermindern durch Flüssigkeitsentzug das zirkulierende Blutvolumen und senken dadurch die Vor- und Nachlast. Bei Patienten mit Herzinsuffizienz bessern sich dadurch die Beschwerden und sie werden belastbarer. Dies gilt vor allem bei Stauungserscheinungen (z.B. Lungenödem, Bein-Ödeme). Die Wirkmechanismen der Diuretika werden ausführlich in Kapitel 15, „Diuretika" beschrieben.

Pharmaka
- Hydrochlorothiazid, z.B. Esidrix®
- Furosemid, z.B. Lasix®
- Triamteren + Hydrochlorothiazid, z.B. Dytide H®
- Spironolacton, z.B. Aldactone®.

Indikationen
- Symptomatische Herzinsuffizienz aller Schweregrade
- Behandlung von Ödemen.

Nebenwirkungen
- Elektrolytentgleisungen (je nach Wirkstoff Hypo- oder Hyperkaliämie)
- Blutdruckabfall
- Wadenkrämpfe
- Austrocknung.

19.3.2 β-Blocker

β-Blocker dämpfen die Wirkung der Stresshormone Adrenalin und Noradrenalin am Herzen. Früher galten sie bei Herzinsuffizienz als kontraindiziert, weil sie die Kontraktionskraft senken. Heute weiß man, dass β-Blocker die Überlebenswahrscheinlichkeit von Patienten mit Herzinsuffizienz steigern können, wenn sie in vorsichtig einschleichender Dosierung zusätzlich zu anderen Wirkstoffen gegeben werden. Die genauen Ursachen für diesen günstigen Effekt sind noch nicht bekannt.

Pharmaka
- Carvedilol, z.B. Dilatrend®
- Bisoprolol, z.B. Concor®
- Metoprolol, z.B. Belok-ZOK®.

Nebenwirkungen
- Blutdruckabfall mit Schwindel und Übelkeit (vor allem bei Therapiebeginn)
- Abnahme der Herzfrequenz.

Kontraindikationen
- Asthma bronchiale, chronisch obstruktive Lungenerkrankung
- Bradykardie
- Schwere arterielle Verschlusskrankheit.

19.3.3 Katecholamine

Katecholamine erhöhen durch eine ausgeprägte Stimulation des Sympathikus (β-Rezeptoren) die Schlagkraft des Herzens. Wegen der hohen Nebenwirkungsrate und der starken Wirksamkeit werden die Katecholamine allerdings nur bei akuter, schwerer Herzinsuffizienz unter intensivmedizinischer Überwachung der Herz-Kreislaufverhältnisse angewandt.

Pharmaka
- Adrenalin (Epinephrin)
- Dobutamin.

Indikationen
- Schwere, akute Herzinsuffizienz
- Kreislaufstillstand.

Nebenwirkungen
- Tachykardie
- Steigerung des Sauerstoffverbrauchs des Herzens
- Rhythmusstörungen.

▐ Katecholamine dürfen nur bei schwerer, akuter Herzinsuffizienz unter intensivmedizinischer Kontrolle über einen begrenzten Zeitraum gegeben werden. ▐

19.3.4 Phosphodiesterase-Hemmer

Phosphodiesterase-Hemmer sind ebenso wie die Katecholamine nur zur kurzzeitigen Anwendung bei schwerer, therapieresistenter Herzinsuffizienz geeignet. Sie blockieren die Phosphodiesterase und wirken dadurch schlagkraftsteigernd und gefäßerweiternd.

Pharmakon
- Enoximon, z.B. Perfan®.

Indikation
- Schwere, mit anderen Medikamenten nicht beherrschbare Herzinsuffizienz (Kurzzeittherapie).

Nebenwirkungen
- Arrhythmien
- Blutdruckabfall
- Veränderungen des Blutbildes (Thrombozytenabfall)
- Magen-Darm-Störungen.

▐ Keine Langzeittherapie mit Phosphodiesterase-Hemmern. ▐

KAPITEL 20
Mittel zur Beeinflussung der Blutgerinnung

Ein funktionierendes Gerinnungssystem zur Blutstillung ist für den Organismus unerlässlich. Ein überaktives Gerinnungssystem führt zu einer erhöhten Thromboseneigung, ein gestörtes Gerinnungssystem zu mitunter lebensbedrohlichen Blutungen schon bei kleinen Verletzungen. Die Gerinnungsmechanismen stehen praktisch immer im Gleichgewicht mit der Fibrinolyse, die für eine Auflösung von Blutgerinnseln verantwortlich ist. Es besteht die Möglichkeit, an fast allen Stellen des physiologischen Gerinnungsablaufes medikamentös einzugreifen, zwecks Gerinnungsförderung oder -hemmung.

Primäre Hämostase

Nach einer kleineren Verletzung kommt die Blutung nach etwa 1–3 Minuten zum Stillstand.

Ursachen
- Vasokonstriktion (Gefäßverengung) der kleinen Gefäße
- Einrollen und Verklebung der Gefäßwand
- Mechanischer Verschluss der kleinen Gefäße durch einen Thrombozytenpfropf.

An den Wundrändern haften Thrombozyten, die Serotonin und Katecholamine freigeben. Diese Stoffe wirken vasokonstriktorisch und die Blutgefäße in dem verletzten Gebiet verengen sich.

❚❚ Bei der primären Hämostase hauptsächlich mechanischer Verschluss der Wunde. ❚❚

Sekundäre Hämostase

Bei der sekundären Hämostase kommt es zur Ausbildung eines stabilen Wundverschlusses durch ein Fibringerinnsel. Die Blutgerinnung verläuft über zahlreiche Gerinnungsfaktoren, die sich nacheinander aktivieren (Gerinnungskaskade). Diese Kaskade wird über das exogene System (bei einer Gewebsverletzung) oder das endogene System (bei einem Endothelschaden) aktiviert. Am Ende der Gerinnungskaskade entsteht aus Prothrombin Thrombin, welches Fibrinogen in Fibrin umwandelt. Die vernetzenden Fibrinfäden spinnen sich um den Thrombozytenpfropf und bilden so den endgültigen Thrombus. Schon das Fehlen eines einzelnen

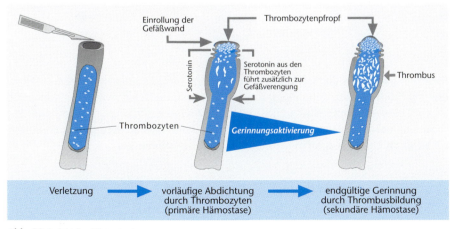

Abb. 20.1 Primäre Hämostase.

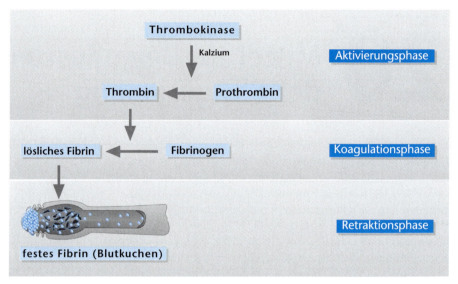

Abb. 20.2 Sekundäre Hämostase.

Gerinnungsfaktors kann ein Krankheitsbild auslösen. Wenn z.B. der Faktor VIII fehlt, handelt es sich um die Hämophilie A (Bluterkrankheit).

❚❚ Die sekundäre Hämostase, die eine Abfolge komplexer Reaktionen darstellt, benötigt 13 Gerinnungsfaktoren und endet mit der Bildung eines festen Fibringerinnsels. ❚❚

20.1 Antikoagulanzien

Antikoagulanzien hemmen die physiologische Blutgerinnung. Hauptanwendungsgebiet ist der Einsatz im Rahmen der **Thromboseprophylaxe.** Eine Gerinnungshemmung ist außerdem bei Blutentnahmen zu Laborzwecken notwendig. Es gibt mehrere Möglichkeiten, die Blutgerinnung zu hemmen.

20.1.1 Heparin

Heparin aktiviert Antithrombin III und hemmt dadurch Thrombin und andere Gerinnungsfaktoren. Heparin ist Mittel der Wahl zur Thromboseprophylaxe und wird praktisch in jedem Krankenhaus bei gefährdeten (bettlägerigen und immobilen) Patienten eingesetzt.

❚❚ Bei jedem immobilen Patienten Heparin zur Thromboseprophylaxe. ❚❚

Niedermolekulares Heparin

Diese Substanzen sind durch Spaltung des natürlichen (unfraktionierten) Heparins entstanden und haben ein niedrigeres Molekulargewicht. Sie wirken ähnlich wie Heparin, hemmen aber insbesondere den Faktor Xa. Niedermolekulare Heparine brauchen nur einmal am Tag subkutan verabreicht zu werden, da sie über eine längere Wirkdauer verfügen. Sie sind damit vor allem zur Thromboseprophylaxe im ambulanten Bereich geeignet.

Pharmaka
- Calciparin®, Liquemin® N (unfraktioniertes Heparin)
- Clexane®, Fragmin® P, Mono-Embolex® NM (niedermolekulares Heparin).

Indikationen
- Therapie und Prophylaxe von Thrombosen und Embolien
- Dialyse (unfraktioniertes Heparin)
- Operationen mit Herz-Lungen-Maschine (unfraktioniertes Heparin)
- Verbrauchskoagulopathie (unkontrollierter Ablauf der Gerinnung mit vermehrtem Verbrauch von Gerinnungsfaktoren; unfraktioniertes Heparin).

Wirkung
- Aktivierung von Antithrombin III, das die Blutgerinnung unterdrückt durch Hemmung der Faktoren XIIa, XIa, Xa, VIIa und IIa (Thrombin).

Nebenwirkungen
- Haarausfall (reversibel)
- Allergiegefahr
- Schleimhaut- und Hautblutungen (vor allem bei Überdosierung)
- Thrombozytopenie (Verminderung der Thrombozyten).

Kontraindikationen
- Operationen am ZNS
- Magen-Darm-Geschwüre
- Apoplex (Hirnschlag)
- Abort (Fehlgeburt)
- Schwere unkontrollierbare Hypertonie
- Größere Wunden
- Thrombozytopenie.

Besonderes
Die Wirkung von Heparin kann mit Protamin 1000 i.v. aufgehoben werden. Heparin ist im Gegensatz zu Cumarin nicht plazentagängig, d.h. in der Schwangerschaft verwendbar. Gerinnungsmaß für die Wirksamkeit sind die PTT (partielle Thromboplastinzeit) und die TZ (Thrombinzeit).

20.1.2 Cumarinderivate

Cumarine wirken als **Vitamin K-Antagonisten** und hemmen somit die Bildung der Vitamin-K-abhängigen Gerinnungsfaktoren in der Leber (Faktor II, VII, IX, X). Sie eignen sich zur Langzeitthromboseprophylaxe, wie sie z.B. nach Herzklappenoperationen oder nach tiefen Beinvenenthrombosen nötig ist. Maß für eine ideale Einstellung der Gerinnung ist der **Quick-Wert** (Norm: 70–100 %; therapeutisch: zwischen 15–30 %) bzw. der laborunabhängige **INR-Wert** (Normwert: 1; therapeutischer Bereich 2–2,5). Ehe die Cumarine ihre Wirkung entfalten können, müssen zunächst vorhandene Gerinnungsfaktoren durch Alterung inaktiv werden. Im Gegensatz zu Heparin können sie peroral verabreicht werden und sind deshalb auch unter der Bezeichnung orale Antikoagulanzien bekannt.

▋ Langzeitthromboseprophylaxe mit Cumarinderivaten (oralen Antikoagulanzien). ▋

Pharmaka
- Phenprocoumon, z.B. Falithrom®, Marcumar®
- Warfarin, z.B. Coumadin®.

Indikationen
- Thrombosetherapie und -prophylaxe
- Prophylaxe des Herzinfarkts (Langzeittherapie)
- Lungenembolie.

Wirkung
- Gerinnungshemmung durch Hemmung der Bildung Vitamin-K-abhängiger Gerinnungsfaktoren.

Nebenwirkungen
- Blutungen
- Magenschmerzen, Blutungen der Magenschleimhaut, Magen-Darm-Geschwüre, Übelkeit, Erbrechen, Durchfall, Verstopfung
- Leberentzündung (Hepatitis)
- Abnahme der Knochendichte bei langfristiger Therapie
- Hautnekrosen.

Kontraindikationen
- Akute Blutungen (z.B. Magen-Darm-Blutungen) oder eine erhöhte Neigung zu Blutungen aufgrund einer Gerinnungsstörung oder durch Einnahme gerinnungshemmender Medikamente.
- Nach Operationen
- Netzhauterkrankungen mit Blutungsgefahr
- Schwere Leber- und Nierenfunktionsstörungen
- Schwangerschaft (Missbildungen insbesondere im I. Trimenon).

Besonderes
Die Wirkung von Cumarinen wird aufgehoben durch **Konakion** (Vitamin K). Cumarine haben nahezu unüberschaubare Wechselwirkungen mit anderen Pharmaka. Sie werden in ihrer Wirkung entweder abgeschwächt (z.B. durch Barbiturate) oder verstärkt (z.B. durch Analgetika). Daher ist immer auf Wechselwirkungen mit anderen Medikamenten zu achten und entsprechend zu dosieren.

20.2 Thrombozytenaggregationshemmer

Thrombozytenaggregationshemmer vermindern das Zusammenballen und Verkleben der Blutplättchen und führen somit indirekt zu einer Verbesserung des Blutflusses. Bei Gefäßverletzungen oder atherosklerotisch veränderten Gefäßwänden lagern sich die Thrombozyten an der Gefäßwand an und begünstigen somit die Entstehung von arteriellen Thrombosen. Thrombozytenaggregationshemmung soll die Ausbildung solcher Thromben verhindern.

Pharmaka
- Acetylsalicylsäure, z.B. Aspirin® Protect (geringere Dosierung als beim Analgetikum, i.d.R. 100 mg)
- Clopidogrel, z.B. Iscover®
- Dipyridamol in Kombination mit Acetylsalicylsäure, z.B. Aggrenox®.

Indikationen
- Prophylaxe der Thromboembolie und Herzinfarkt
- Verbesserung der Fließeigenschaften des Blutes bei Arteriosklerose
- Thrombophlebitis (Entzündung der Gefäßwand mit Thrombusbildung).

❚❚ Acetylsalicylsäure verbessert durch die Thrombozytenaggregationshemmung die Fließeigenschaften des Blutes bei Gefäßkrankheiten. ❚❚

Wirkung
- Hemmung der Thrombozytenaggregation.

Nebenwirkung
- Erhöhte Blutungsneigung, vor allem im Magen-Darm-Trakt.

Kontraindikationen
- Neigung zu Blutungen
- Vorsicht bei chronischen Atembeschwerden und Asthma (Acetylsalicylsäure)
- Magen- und Darmgeschwüre, geplante größere Operationen.

20.3 Fibrinolytika

Fibrinolyse bezeichnet die **Auflösung von Fibringerinnseln** (Blutgerinnseln). Es werden im Rahmen der Gerinnung ständig gewisse Mengen von Fibrinogen in Fibrin überführt. Dieser Prozess steht in einem funktionellen Gleichgewicht mit dem sog. fibrinolytischen Prozess, der zur Auflösung der Fibringerinnsel führt. Plasminogen wird zu Plasmin umgewandelt, welches das Fibrin der Blutgerinnsel auflöst (Lyse).

Die aus dem Gewebe stammenden Plasminogenaktivatoren überführen Plasminogen direkt zu Plasmin, die Blutaktivatoren brauchen zu ihrer Wirksamkeit die sog. Lysokinasen (Urokinase, Streptokinase). Die fibrinolytische Wirkung der Uro- und Streptokinase macht man sich bei akut eingetretenen Gerinnseln (Infarkt, Embolie) zunutze, indem man versucht, das Gerinnsel durch Gabe von Uro- oder Streptokinase aufzulösen.

Streptokinase bindet sich im Blut an Plasminogen in Form eines Komplexes. Dieser Vorgang ist jedoch schlecht steuerbar. Wenn dem Körper zu viel Plasminogen entzogen wird, das er für die Auflösung des Fibrins benötigt, kann eine Lyse nicht ausreichend stattfinden. Abhilfe kann hier das APSAC (**a**nisolierter **P**lasminogen-**S**treptokinase-**A**ktivator **C**omplex) schaffen, das langsamer abgebaut wird und daher „dosierter" Plasminogen in Komplexbindungen überführt und somit größere Mengen von freiem Plasminogen für die Fibrinolyse zur Verfügung lässt.

▮ Bei akuter Thrombenbildung (Embolien, Infarkt, Thrombosen) Lysetherapie mit Urokinase oder Streptokinase. ▮

Pharmaka
- Urokinase, z.B. Lorase®
- Streptokinase, z.B. Streptase®
- APSAC.

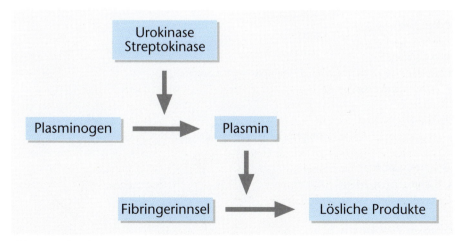

Abb. 20.3 Fibrinolyse.

Indikation
- Auflösung frischer venöser und arterieller Thromben (z.B. Herzinfarkt, Lungenembolie).

Wirkung
- Aktivierung der Umwandlung von Plasminogen in Plasmin.

Nebenwirkungen
- Blutungen aus frischen OP-Wunden und Magen-Darm-Ulzera
- Emboliegefahr durch Ablösen von Teilen eines Thrombus.

Nebenwirkungen
- Fieber und Erbrechen
- Gelenkschmerzen
- Antikörperbildung (Streptokinase).

Kontraindikationen
- Blutungen
- Magen-Darm-Geschwüre
- Colitis ulcerosa
- Aneurysmen
- Offenes Foramen Ovale
- Therapierefraktärer Bluthochdruck
- Nach großen Operationen (circa 14 Tage)
- Schwangerschaft.

Besonderes
Eine Überdosierung wird mit Antifibrinolytika behandelt. Bei einer Lysetherapie, die intensivmedizinisch kontrolliert werden muss, ist u.a. darauf zu achten, dass die Patienten zum Stuhlgang nicht pressen. Daher wird zusätzlich oft z.B. Bifiteral® verabreicht, das den Stuhlgang weicher macht.

Gewebs-Plasminogen-Aktivator (tPA und rtPA)

Dieser körpereigene Stoff wird in den Endothelzellen der Blutgefäße gebildet und löst lokal, also an Ort und Stelle der Applikation, Gerinnsel auf. Er ist damit für die Lyse einer Lungenembolie und beim frischen Herzinfarkt sinnvoll.

Pharmaka
- Alteplase, z.B. Actilyse®
- Reteplase, z.B. Rapilysin®.

Indikationen
- Frischer Herzinfarkt (möglichst in den ersten 6 Stunden)
- Frische Lungenembolie.

Wirkung
- Umwandlung von Plasminogen zu Plasmin in Anwesenheit von Fibrin.

Nebenwirkungen
- Blutungen (ca. 1 % ins ZNS)
- Paradoxe Embolie ins ZNS.

Kontraindikationen
- Schlechte Gerinnung
- Nicht kompensierte Hypertonie (Einblutungsgefahr ins ZNS)

- Frische OPs und frische arterielle Punktionen
- Erhöhtes Blutungsrisiko, z.B. bei Tbc, Ulkus, malignen Tumoren, Colitis
- Schwangerschaft.

20.4 Antifibrinolytika

Antifibrinolytika hemmen die Auflösung der Fibringerinnsel (Fibrinolyse). Sie werden eingesetzt bei einer überschießenden Aktivität des fibrinolytischen Systems (Hyperfibrinolyse), die zu schweren, nicht mehr beherrschbaren Blutungen führen kann. Antifibrinolytika hemmen die Umwandlung von Plasminogen zu Plasmin.

Pharmaka
- Tranexamsäure, z.B. Cyklokapron®
- Aprotinin, z.B. Trasylol®.

Indikationen
- Blutungen als Folge einer Hyperfibrinolyse
- Postoperative Blutungen
- Überdosierung von Fibrinolytika.

Wirkungen
- Hemmung der Umwandlung von Plasminogen zu Plasmin
- Hemmung von Plasmin (Aprotinin).

Nebenwirkungen
- Durchfall, Übelkeit und Erbrechen
- Thrombosen.

Kontraindikationen
- Schwangerschaft
- Nierenschäden
- Disseminierte intravasale Gerinnung.

KAPITEL 21
Antiasthmatika

Atmung bezeichnet ganz allgemein die Aufnahme von Sauerstoff und die Abgabe von Kohlendioxid. Die Zellen des menschlichen Organismus sind auf eine ständige Sauerstoffzufuhr und einen konstanten Abtransport des verbrauchten Sauerstoffes in Form von Kohlendioxid angewiesen. Diese Aufgabe erfüllt der **Respirationstrakt** (Atmungstrakt) in Zusammenarbeit mit dem Kreislaufsystem.

Die **äußere Atmung** bezeichnet den Gasaustausch, der in der Lunge zwischen Blut und Lungenbläschen stattfindet. Die **inneren Atmung** bezeichnet den Aufbrauch von Sauerstoff beim Zellstoffwechsel (ATP).

Krankhafte Veränderungen im Bereich des Respirationstraktes führen zu Ventilationsstörungen. Nach ihren Ursachen werden sie in **restriktive** und **obstruktive** Ventilationsstörungen unterteilt.

Restriktive Störungen

Sie sind gekennzeichnet durch eine Verkleinerung der am Gasaustausch teilnehmenden Fläche der Lunge (Alveolen) und durch eine verminderte Dehnbarkeit der Lunge. Der Patient hat Mühe während der Einatmungsphase.

Ursachen
- Lungenstauungen und -fibrosen, z.B. Staublunge, Schocklunge
- Hochstehende Zwerchfelle durch z.B. Fettleibigkeit, nach Bauchoperationen oder Verschwartungen der Pleura nach Pleuraentzündungen.

Obstruktive Störungen

Über 90% aller Lungenerkrankungen sind obstruktive Störungen. Die Strömungswiderstände in den Atemwegen sind erhöht, vor allem in den Bronchien. Der Patient hat Mühe während der Ausatmungsphase.

❙❙ Jeder zweite Raucher über 40 Jahre hat eine obstruktive Lungenfunktionsstörung. ❙❙

Zu den obstruktiven Atemwegserkrankungen gehören **Asthma bronchiale** und **chronisch-obstruktive Bronchitis (COPD)**. Asthmatiker leiden an anfallsweiser Atemnot infolge einer Verengung (Obstruktion) der unteren Atemwege. Bei COPD steht häufiger Husten im Vordergrund, die Atemwege sind jedoch auch hier verengt.

Ursachen für die Obstruktionen bei Asthma und COPD sind:
- Schwellung der Bronchialschleimhaut
- Krampf (Spasmus) der Bronchialmuskulatur
- Verlegung oder Einengung der Bronchien durch **Schleim** und/oder **Sekrete.**

Man unterscheidet zwei Asthmaformen, die sich jedoch häufig vermischen oder ineinander übergehen:
- Exogen-allergisches Asthma; Auslöser der Obstruktion sind z.B. Blütenpollen, Katzenhaare
- Nicht-allergisches Asthma; Auslöser der Obstruktion sind z.B. Anstrengungen, kalte Luft, Zigarettenrauch.

❙❙ Asthma bronchiale ist die häufigste chronisch-entzündliche Krankheit überhaupt. ❙❙

21 Antiasthmatika

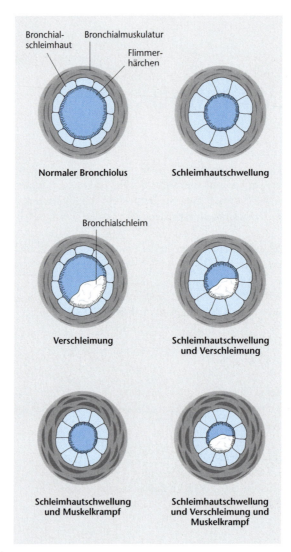

Abb. 21.1 Ursachen für Bronchialobstruktionen bei Asthma bronchiale und COPD. [A400-157]

Vor allem die obstruktiven Störungen sind einer medikamentösen Therapie mit Antiasthmatika zugänglich. Hier kommen folgende Wirkstoffgruppen zum Einsatz:
- **Antiphlogistika**
- **Broncholytika.**

21.1 Antiphlogistika

Antiphlogistika beseitigen die Entzündung und dadurch die Schwellung an der Bronchialwand. Wirkstoffe, die zur Asthmatherapie eingesetzt werden, sind:
- Glukokortikoide
- Anti-Leukotriene.

21.1.1 Glukokortikoide

Glukokortikoide sind sogenannte Steroidhormone, die in der Nebennierenrinde gebildet werden. Sie hemmen effektiv die Entzündung in den Atemwegs-Schleimhäuten und werden in erster Linie zur Dauertherapie des Asthmas eingesetzt.

Pharmaka
- Beclometason, z.B. Sanasthmax®
- Budesonid, z.B. Pulmicort®
- Flunisolid, z.B. Inhacort®
- Fluticason, z.B. Flutide®
- Mometason, z.B. Asmanex®.

❚❚ Glukokortikoide gehören zur Basistherapie des Asthma bronchiale. ❚❚

Indikationen
- Dauertherapie des Asthma bronchiale ab Stufe 2
- Dauertherapie von schwerer COPD (ab Stufe 4).

Verabreichungen
- Inhalation (Basistherapie)
- Oral (bei schwerem Asthma, wenn inhalative Formen nicht ausreichen)
- Intravenös (evtl. bei schwerem akuten Asthmaanfall).

Wirkung
- Hemmung der Entzündung in den Atemwegs-Schleimhäuten.

Nebenwirkungen
- Bei inhalativer Anwendung evtl. Heiserkeit, Mundsoor. Konsequentes Mundspülen und Verwenden von Inhalierhilfen (Spacer) helfen, diese Nebenwirkungen zu vermeiden
- Bei lang dauernder oraler Behandlung evtl. Schwächung der Infektabwehr, Blutbildveränderungen, diabetische Stoffwechsellage (siehe auch Kapitel 24.1, „Kortikoide").

21.1.2 Anti-Leukotriene

Leukotriene sind Substanzen, die bei der Entzündungsreaktion des Asthmas eine wichtige Rolle spielen. Anti-Leukotriene, die in der Asthmatherapie eingesetzt werden können, sind vor allem für Kinder gut geeignet.

Pharmakon
- Montelukast (Singulair®).

Indikation
- Dauertherapie des Asthma bronchiale ab Stufe 2 bei Kindern.

Wirkung
- Hemmung der Produktion und/oder Wirkung der entzündungsfördernden Leukotriene.

Nebenwirkungen
- Kopfschmerzen
- Durchfall.

Besonderes
Da sie oral verabreicht werden, z.B. als Kautablette für Kinder, könnten sie die Asthma-Therapie vereinfachen und gehören mittlerweile zur Standardtherapie bei Kindern mit Asthma.

21.2 Broncholytika

Broncholytika (Bronchodilatanzien) führen zur Erschlaffung der glatten Muskulatur der Bronchien und so zu einer Erweiterung der Bronchien (Bronchodilatation). Spasmen der Bronchien, wie sie vor allem im Asthmaanfall auftreten, werden gelöst (broncholytische Wirkung).

21.2.1 β_2-Sympathomimetika

Es gibt kurz wirkende und lang wirkende β_2-Sympathomimetika. Kurz wirkende Präparate werden zur Therapie des akuten Asthmaanfalls bzw. akuter Atemnot eingesetzt, lang wirkende Präparate eignen sich zur Dauertherapie von Asthma und COPD.

Beispiele für kurz wirkende Pharmaka (4 bis 6 Stunden)
- Fenoterol, z.B. Berotec®
- Salbutamol, z.B. Sultanol®.

Beispiele für lang wirkende Pharmaka (12 bis 24 Stunden)
- Bambuterol, z.B. Bambec®
- Clenbuterol, z.B. Spiropent®
- Formoterol, z.B. Foradil®.

Indikationen
- Akute Atemnot bei Asthma bronchiale oder COPD (Spray mit kurz wirksamem Wirkstoff)
- Dauertherapie von Asthma bronchiale ab Stufe 3
- Dauertherapie der COPD ab Stufe 2.

Verabreichungen
- Inhalativ
- Oral (nur als Retardform).

Wirkung
- Stimulation der β_2-Rezeptoren bewirkt eine Erschlaffung der Bronchialmuskulatur und so Bronchienerweiterung.

Nebenwirkungen
- Tachykardie (erhöhte Herzfrequenz)
- Blutdruckerhöhung.

Kontraindikationen
- Frischer Herzinfarkt
- Tachykarde Herzrhythmusstörungen.

‖ β_2-Sympathomimetika wirken bronchodilatatorisch, aber nicht entzündungshemmend. ‖

21.2.2 Parasympatholytika

Da der Parasympathikus für eine Verengung der Bronchien sorgt (Bronchokonstriktion), wirken Parasympatholytika dieser entgegen und führen zu einer Bronchodilatation. Die broncholytische Wirkung (gegen Bronchospasmen) der Parasympatholytika ist geringer als die der Sympathomimetika. Sie spielen eine wichtige Rolle bei der Therapie der COPD.

Pharmaka
- Ipratropium, z.B. Atrovent®
- Tiotropium, z.B. Spiriva®.

Indikation
- Dauertherapie der COPD ab Stufe 1.

Verabreichungen
- Inhalativ
- Oral.

Wirkung
- Blockade der bronchialen Rezeptoren des Parasympathikus und dadurch Erschlaffung der Bronchialmuskulatur und Bronchienerweiterung.

Nebenwirkungen
- Tachykardie
- Mundtrockenheit.

Kontraindikationen
- Miktionsstörungen
- Engwinkelglaukom.

21.2.3 Theophyllin

Theophyllin-Präparate können i.v. zur Akut- und peroral zur Dauerbehandlung von obstruktiven Atemwegserkrankungen eingesetzt werden. Allerdings ist die therapeutische Breite (der Abstand zwischen therapeutisch wirksamer Dosis und der Dosis, bei der Nebenwirkungen auftreten) gering.

Pharmaka (Auswahl)
- Theophyllin, z.B. Bronchoretard®
- Theophyllin-Ethylendiamin, z.B. Aminophyllin®.

Wirkungen
- Bronchodilatation (Erschlaffung der Bronchialmuskulatur)
- Geringe Entzündungshemmung
- Förderung der Schleimbeseitigung (sekretomotorische Wirkung).

Nebenwirkungen
- Unruhe, Schlafstörungen
- Zerebraler Krampfanfall (meist erst bei hohen Serumspiegeln)
- Tachykardie, Extrasystolen
- Übelkeit, Magenschmerzen, Erbrechen.

❚❚ Wegen der geringen therapeutischen Breite müssen die Theophyllin-Serumspiegel regelmäßig kontrolliert werden. ❚❚

Kontraindikationen
- Frischer Herzinfarkt
- Magen- und Zwölffingerdarmgeschwür.

21.3 Stufenplan zur Dauertherapie des Asthma bronchiale

Die **Dauertherapie des Asthma bronchiale** folgt einem Stufenplan, der sich am Schweregrad der Symptome orientiert:
- **Stufe 1.** Zeitweises Asthma. Inhalatives β_2-Sympathomimetikum bei Bedarf (bis Stufe 4)
- **Stufe 2.** Leichtes Asthma. Beschwerden häufiger als zweimal pro Woche. Regelmäßige Gabe eines inhalativen Glukokortikoids
- **Stufe 3.** Mäßiges Asthma. Tägliche Symptome auch nachts. Regelmäßige Gabe inhalativer Glukokortikoide in mittlerer Dosis. Dazu regelmäßig lang wirkende β_2-Sympathomimetika und/oder Theophyllin oral
- **Stufe 4.** Schweres Asthma. Regelmäßige Gabe inhalativer Glukokortikoide in hoher Dosis, ggf. auch peroral. Dazu regelmäßig lang wirkende β_2-Sympathomimetika u. Theophyllin oral.

Die **Dauertherapie der COPD** erfolgt ebenfalls nach einem Stufenplan. Hier kommen jedoch auch Parasympatholytika zum Einsatz. Glukokortikoide sind erst ab der Stufe 4 indiziert.

21.4 Therapie des akuten Asthma-Anfalls

Die **Therapie des akuten Asthma-Anfalls** beinhaltet:
- Sauerstoff per Nasensonde
- Salbutamol inhalativ
- Intravenöses Glukokortikoid
- Intravenöses Theophyllin.

Vorsicht
- Möglichst keine sedierenden Medikamente wegen der Gefahr, dass der Atemantrieb unterdrückt wird.

KAPITEL 22
Expektoranzien und Antitussiva

Expektoranzien und Antitussiva werden bei Husten eingesetzt. Expektoranzien fördern das Abhusten von Schleim bei produktivem Husten. Antitussiva unterdrücken den Hustenreflex bei trockenem (unproduktivem) Reizhusten.

22.1 Expektoranzien

Expektoranzien sind Substanzen, die die Entfernung von **Bronchialsekret** aus den Bronchien oder der Trachea erleichtern bzw. beschleunigen. Man unterscheidet:
- Sekretolytika
- Mukolytika
- Sekretomotorika.

Die Wirksamkeit von Expektoranzien ist umstritten. Grundvoraussetzung für eine Wirksamkeit ist auf jeden Fall eine ausreichende **Flüssigkeitszufuhr.** Expektoranzien werden bei allen Lungenerkrankungen eingesetzt, die mit einer erhöhten oder besonders zähen Schleimproduktion einhergehen.

22.1.1 Sekretolytika

Sekretolytika führen zu einer Steigerung der Bronchialsekretion und damit zu einer Verflüssigung des Schleimes. Somit wird das Abhusten erleichtert.

Pharmaka
- Ätherische Öle, z.B. Eukalyptusöl, Menthol
- Saponinhaltige Drogen, z.B. Radix Primulae
- Bromhexin, z.B. Bisolvon®
- Ambroxol, z.B. Mucosolvan®.

22.1.2 Mukolytika

Mukolytika setzen die **Viskosität** (Zähigkeit) des Bronchialschleims herab und fördern somit das Abhusten.

Pharmaka
- Bromhexin, z.B. Bisolvon®
- Ambroxol, z.B. Mucosolvan®
- Acetylcystein, z.B. Fluimucil®.

❙❙ Mukolytika setzen die Zähigkeit des Bronchialschleims herab. ❙❙

22.1.3 Sekretomotorika

Sekretomotorika fördern die Sekretbewegung über eine Anregung der Zilientätigkeit (Flimmerhärchen) in den Bronchien. Die sekretomotorische Wirkung ist auch ein Nebeneffekt der broncholytisch wirkenden β-Sympathomimetika und des Theophyllins.

Pharmaka
- Ätherische Öle, z.B. Eukalyptusöl, Menthol
- β-Sympathomimetika, z.B. Clenbuterol
- Theophyllin.

22.2 Antitussiva

Antitussiva unterdrücken den **Hustenreflex.** Der Hustenreiz entsteht durch Kontakt mit Fremdkörpern im Bronchialsystem und hat die Aufgabe, den Fremdkörper zu eliminieren. Durch eine Hemmung des Hustenzentrums im Stammhirn und die Blockade der „Hustenrezeptoren" im Bronchialtrakt nimmt die Häufigkeit und Intensität der Hustenstöße ab. Antitussiva dürfen nur bei **trockenem** Reizhusten angewandt werden, da bei vermehrtem Sekretfluss das Abhusten wegen der Gefahr des **Sekretstaues** erwünscht ist.

❚❚ Antitussiva nur bei trockenem Reizhusten einsetzen. ❚❚

Die am häufigsten zur Hustendämpfung eingesetzte Substanz ist das **Codein.** Es ist ein natürlicher Wirkstoff im Opium. Im Gegensatz zu Morphin wirkt es wesentlich geringer analgetisch und euphorisierend, aber stark hustenstillend. Trotzdem kann es in hohen Dosen zu morphinähnlichen Wirkungen kommen, wie z.B. Dämpfung des Atemzentrums.

❚❚ Codein ist ein Abkömmling des Morphins und kann suchtauslösend wirken. ❚❚

Pharmaka
- Codein, z.B. Dicodid®
- Dihydrocodein, z.B. Paracodin®
- Pentoxyverin, z.B. Sedotussin®
- Noscapin, z.B. Capval®
- Dropropizin, z.B. Larylin®.

Indikation
- Trockener Reizhusten.

Wirkung
- Zentrale Dämpfung des Hustenreizes am Hustenzentrum oder/und Blockade peripherer Hustenrezeptoren.

Nebenwirkungen
- Gelegentlich Obstipation
- Müdigkeit und vermindertes Reaktionsvermögen
- Geringe Atemdepression.

Kontraindikationen
- Chronische Obstipation
- Bestehende Atemdepression.

KAPITEL 23
Magen-Darm-Therapeutika

Zu den Magen-Darm-Therapeutika zählen viele verschiedene Medikamente. Neben den im Folgenden besprochenen Arzneimittelgruppen spielen auch Spasmolytika, Antiphlogistika und Antiinfektiva eine Rolle in der Therapie von Magen- und Darmerkrankungen.

23.1 Antiemetika

Antiemetika unterdrücken den Brechreiz im Gehirn und werden gegen Übelkeit und Erbrechen eingesetzt.

23.1.1 H_1-Antihistaminika

H_1-Antihistaminika wirken vor allem gegen vestibuläre Störungen (vom Gleichgewichtsorgan ausgelöst).

Pharmaka
- Dimenhydrinat, z.B. Vomex®
- Meclozin, z.B. Peremesin®.

Indikationen
- Reiseübelkeit
- Schwindel
- Erbrechen.

Wirkung
- Hemmung der Histaminwirkung am H_1-Rezeptor.

Nebenwirkung
- Müdigkeit.

Kontraindikationen
- Blasenentleerungsstörungen
- Engwinkelglaukom.

23.1.2 Serotoninantagonisten

Serotoninantagonisten blockieren die Serotininrezeptoren im Brechzentrum und werden vor allem bei Zytostatika-bedingtem Erbrechen eingesetzt.

Pharmaka
- Ondansetron, z.B. Zofran®
- Granistetron, z.B. Kevatril®.

Indikation
- Prophylaxe und Therapie von Erbrechen durch Zytostatika und Bestrahlung.

Wirkung
- Blockade der Serotoninrezeptoren im Brechzentrum.

Nebenwirkungen
- Verstopfung
- Kopfschmerzen.

Kontraindikation
- Störungen der Darmaktivität.

23.1.3 Prokinetika

Prokinetika finden Anwendung bei gestörter Magen-Darm-Funktion und bei Magenentleerungsstörungen. Sie beschleunigen die Entleerung des Magens und wirken auch gegen Übelkeit und Erbrechen.

Pharmaka (Auswahl)
- Metoclopramid, z.B. Paspertin®
- Doperidon, z.B. Motilium®.

Indikationen
- Übelkeit und Erbrechen
- Motilitätsstörungen im Magen-Darm-Trakt
- In Kombination mit Analgetika bei Migräne (Beschleunigung der Resorption).

Wirkung
- Blockade der peripheren Serotonin- und Dopamin-Rezeptoren.

Nebenwirkungen
- Müdigkeit
- Kopfschmerzen
- Durchfall
- Bewegungsstörungen (bei Überdosierung).

Kontraindikationen
- Darmverschluss
- Epilepsie
- Gestörte Bewegungsvorgänge (extrapyramidale Störungen).

23.2 Magenschutzmittel

Die Salzsäure des Magens wird in den Belegzellen der Magenschleimhaut gebildet und ausgeschüttet. Dieser Mechanismus wird durch Histamin stimuliert, das seine Wirkung über die H_2-Rezeptoren der Magenschleimhaut entfaltet. Die Magensäure erleichtert durch eine Art Vorverdauung die Spaltung der Nahrungseiweiße, stellt einen günstigen pH-Wert für den Wirkbereich der Enzyme ein und dient der Abtötung von Bakterien.
Bei vermehrter Salzsäureproduktion kann es aber durch die permanente Einwirkung der aggressiven Säure auf die Schleimhäute zu folgenden Problemen kommen:

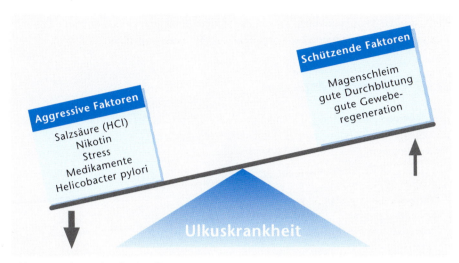

Abb. 23.1 Faktoren der Ulkuskrankheit.

- Sodbrennen
- Chronische Magenbeschwerden
- Ulcera ventriculi/duodeni.

Um die Folgen der vermehrten Säureeinwirkung zu lindern, stehen mehrere Therapieansätze zur Verfügung:
- **Antazida.** Medikamente, die übermäßig produzierte Magensäure neutralisieren oder binden können
- **H_2-Blocker.** Medikamente, die die Histamin-vermittelte Magensäuresekretion einschränken
- **Protonenpumpenhemmer.** Medikamente, die den Transport der H^+-Ionen stören und damit die Magensäuresekretion unterbinden.

Ein wesentlicher Entstehungsfaktor des Ulkusleidens ist das Bakterium Helicobacter pylori. Eine Helicobacter-Besiedlung stört das Gleichgewicht zwischen schützenden und aggressiven Faktoren im Magen und kann zur Ulkusausbildung führen. Hier kommt in erster Linie die Behandlung der Bakterien mit geeigneten Antibiotika in Betracht.

❚ Ulkuskrankheit durch Heliobacter pylori plus zu viel Säure. ❚

23.2.1 Antazida

Antazida neutralisieren durch ihre chemische Struktur die Säure und verschieben somit den pH-Wert des Magensaftes in Richtung des alkalischen Bereiches.

Pharmaka
- Aluminium- und Magnesiumsilikat, z.B. Gelusil Lac®
- Algedrat (Aluminiumoxid und Magnesiumhydroxid), z.B. Solugastril®, Maaloxan®
- Magnesium- und Kalziumcarbonat, z.B. Rennie®
- Natriumbicarbonat, z.B. Bullrich Salz®
- Magaldrat (Schichtengittersalz von Mg und Al), z.B. Riopan®
- Hydrotalcid (Schichtengittersalz von Mg und Al), z.B. Talcid®.

❚ Antazida neutralisieren die Magensäure, bremsen aber nicht ihre Produktion. ❚

Besonderes

Magnesium-Ionen werden über die Niere ausgeschieden. Bei einer Niereninsuffizienz kann es zur Kumulation mit entsprechenden Auswirkungen auf die Herzaktion (Muskelschwäche, Arrhythmie) und zu Bewusstseinsstörungen kommen. Bei Aluminiumverbindungen besteht bei Niereninsuffizienz die Gefahr, dass es zu hohen Aluminiumkonzentrationen im Blut kommt, die zu Ablagerungen im ZNS führen; besonders gefährdet sind dialysepflichtige Patienten, da die Dialyse das Aluminium nicht auswäscht. Bei Natriumbikarbonat kommt es zur CO_2-Entwicklung und dadurch besteht bei einem bestehenden Ulkus das Risiko einer Ruptur.

23.2.2 H_2-Rezeptorenblocker

H_2-Rezeptorenblocker besetzen kompetitiv die H_2-Rezeptoren des Histamins in der Magenschleimhaut. Die Salzsäuresekretion wird dadurch eingeschränkt. Verglichen mit den Protonenpumpenhemmern sind die Rezidive häufiger.

Pharmaka
- Cimetidin, z.B. Tagamet®
- Ranitidin, z.B. Sostril®, Zantic®
- Famotidin, z.B. Pepdul®.

Indikation
- Ulcera ventriculi/duodeni.

Wirkung
- Hemmung der Histamin-vermittelten Salzsäuresekretion des Magens.

Nebenwirkungen
- Gynäkomastie
- Übelkeit, gastrointestinale Beschwerden
- Kopfschmerzen.

Kontraindikationen
- Kinder
- Schwangere und Stillzeit.

23.2.3 Protonenpumpenhemmer

Die Protonenpumpenhemmer sind die stärksten Unterdrücker der Salzsäuresekretion. Durch Blockierung eines Enzyms wird die Säureproduktion der Belegzellen komplett gehemmt, bis neue Belegzellen entstanden sind.

Pharmaka (Auswahl)
- Omeprazol, z.B. Antra®
- Lansoprazol, z.B. Agopton®.

Indikation
- Ulcera ventriculi, Ulcera duodeni.

Kontraindikation
- Schwangerschaft.

Wirkung
- Irreversible Hemmung der Wasserstoff/Kalium-ATPase.

Nebenwirkungen
- Schwindel
- Bei i.v.-Gabe schwere Sehstörungen (Omeprazol).

▌▌ Protonenpumpenhemmer sind die wirksamsten Substanzen zur Unterdrückung der Salzsäuresekretion. ▌▌

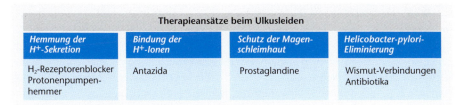

Abb. 23.2 Therapie des Ulkusleidens.

23.2.4 Antibiotika

Antibiotika in Zweier- oder Dreier-Kombination sind bei Magen- und Zwölffingerdarmulzera, die durch Helicobacter pylori verursacht sind, indiziert. Die Rezidivrate sinkt bei Kombination mit einem Säureblocker auf ca. 5%.

Tripeltherapie (Beispiel)
- Omeprazol (z.B. Antra®) + Clarithromycin (z.B. Klacid®) + Metronidazol (Clont®).

❚ Die Rezidivrate der Ulzera sinkt nach Eradikation (vollständiger Eliminierung) von Helicobacter pylori deutlich. ❚

23.3 Pankreasfermente

Bei einer chronischen Pankreatitis kommt es zu einer fortschreitenden Organzerstörung. Der Pankreas bildet nicht mehr ausreichend Verdauungsenzyme (Fermente). Die Folge sind Verdauungsschwäche, Durchfälle und Gewichtsabnahme. Die fehlenden Fermente können substituiert werden.

Pharmaka
- Pankreatin, z.B. Kreon®, Pankreatan®, Pankreon®.

Indikationen
- Pankreasinsuffizienz
- Mukoviszidose.

Wirkung
- Ersatz der pankreatischen Verdauungsenzyme.

Nebenwirkungen
- Allergie
- Darmstrikturen.

Kontraindikation
- Akute Pankreatitis.

❚ Die Kapseln sollten über die Mahlzeit verteilt eingenommen werden, um eine gute Durchmischung mit dem Speisebrei zu gewährleisten. ❚

23.4 Antidiarrhoika

Durchfälle (Diarrhöen) können Symptom vieler verschiedener Erkrankungen sein: z.B. unspezifische Nahrungsunverträglichkeit, durch Toxine in verdorbenen Nahrungsmitteln, Infektionen (z.B. Salmonellen, Typhus, Amöben, Rotaviren), Nahrungsmittelallergien, Enzymdefekte (Laktoseintoleranz), nicht-infektiöse Enteritiden (z.B. Morbus Crohn, Colitis Ulcerosa), Kurzdarmsyndrom und anderer Erkrankungen. Vor der Behandlung einer Diarrhöe steht daher die genaue Abklärung der Ursachen.

❙❙ Die Behandlung der Diarrhöe richtet sich in erster Linie nach der Grunderkrankung. ❙❙ Therapeutisch steht der Ersatz von Flüssigkeit und Elektrolyten an erster Stelle.

23.4.1 Ersatz von Flüssigkeit und Elektrolyten

Pharmaka
- Orale Elektrolyt- und Flüssigkeitszufuhr, z.B. Elotrans®, Oralpädeon®
- Parenterale Elektrolytinfusionen.

Indikation
- Durchfallerkrankungen.

Wirkung
- Ausgleich von Elektrolyt- und Flüssigkeitsverlusten bei Durchfallerkrankungen.

Nebenwirkung
- Hyperkaliämie (führt z.B. zu Herzrhythmusstörungen, Parästhesien).

Kontraindikationen
- Herzinsuffizienz
- Niereninsuffizienz
- Metabolische Alkalose
- Unstillbares Erbrechen
- Bewusstseinstrübung, Schock.

❙❙ Bei den oralen Präparaten werden die Tabletten oder das Pulver in abgekochtem, abgekühltem Wasser oder Tee aufgelöst und langsam, nur schluckweise getrunken. ❙❙

23.4.2 Ruhigstellen des Darms

In manchen Fällen ist zusätzlich zur Flüssigkeits- und Elektrolytsubstitution eine Ruhigstellung des Darms sinnvoll. Dies kann durch Opiumtinktur und bestimmte Opioide erreicht werden, da sie die Magen-Darm-Passage verlangsamen. Zur Anwendung kommen nur Opioide, die nicht im ZNS wirken und dadurch weniger Nebenwirkungen und kein Suchtpotenzial haben. Opiumtinktur enthält jedoch Morphin und ist ein Betäubungsmittel.

Pharmaka
- Loperamid, z.B. Imodium®
- Opiumtinktur.

Indikation
- Durchfallerkrankungen.

Wirkung
- Erhöhung des Tonus der glatten Muskulatur des Darms und somit dessen Ruhigstellung.

Nebenwirkungen
- Kopfschmerzen, Müdigkeit, Schwindel
- Bauchkrämpfe, Übelkeit
- Mundtrockenheit
- Ileus
- Begünstigung eines toxischen Megakolons.

Kontraindikationen
- Fieberhafte Durchfälle mit blutigem Stuhl
- Akute Colitis ulcerosa
- Pseudomembranöse Kolitis
- Ileus
- Kinder unter zwei Jahren.

Besonderes
Opiumtinktur hat neben der antidiarrhöischen auch starke schmerzlindernde Eigenschaften und kann daher bei zusätzlichen starken Schmerzen sinnvoll sein. Auch das enthaltene Papaverin unterstützt als Spasmolytikum die Wirkung der Opiumtinktur. Es besteht aber die Gefahr des Missbrauchs.

23.5 Laxanzien

Abführmittel (Laxanzien) sind Medikamente zur **Beschleunigung der Stuhlentleerung.** Ursachen für eine verzögerte Darmentleerung (Obstipation) sind:
- Falsche Ernährung (ballaststoffarme Nahrungsmittel)
- Wenig Bewegung, sitzende Tätigkeiten
- Stress (Verdrängung des Stuhldranges aus Zeitmangel)
- Entzündungen oder Tumoren der Darmwand
- Nervenverletzungen im Bereich des Beckens.

‖ Die Hauptursachen der Obstipation sind falsche Ernährungsgewohnheiten und mangelnde Bewegung. ‖

Die Wirkung der meisten Abführmittel beruht auf einer Vermehrung des Darminhaltes. Direkte Folge ist eine gesteigerte Wandspannung und dadurch bedingt eine Erhöhung der Peristaltik.

Durch den ständigen Konsum wird der Darm an die Laxanzien gewöhnt und träge, was den Verbrauch an Abführmitteln weiter steigert. Daher müssen die Anwendungsgebiete möglichst eng begrenzt werden.

Indikationen
- Darmentleerung vor Untersuchungen oder Operationen
- Schmerzhafte Analleiden (Erweichung des Stuhls)
- Chronische Obstipation (möglichst kurzfristig und erst nach erfolgloser Umstellung der Essens- und Lebensgewohnheiten).

‖ Keine Abführmittel zur Gewichtsabnahme oder „Entschlackung". Vor dem Gebrauch von Abführmitteln bei chronischer Obstipation immer erst Umstellung der Lebens- und Essgewohnheiten versuchen. ‖

23.5.1 Quellstoffe

Mit viel Flüssigkeit einzunehmende Medikamente, die im Darm aufquellen und damit die Peristaltik anregen.

Beispiele
- Weizenkleie
- Flohsamenschalen, z.B. Mucofalk®
- Leinsamen.

Nebenwirkung
- Gefahr eines Ileus (Darmverschluss) bei mangelnder Flüssigkeitseinnahme.

Kontraindikation
- Ileus.

23.5.2 Osmotische Laxanzien

Osmotisch wirksame Laxanzien sind Salze, Zuckeralkohole oder Macrogole, die Wasser im Darmlumen zurückhalten, da sie Wasser binden, aber selbst schlecht resorbiert werden.

Pharmaka
- Lactulose, z.B. Bifiteral®
- Macrogol 4000, z.B. Laxofalk®, Forlax®
- Magnesium- und Natriumsulfat (Bittersalz und Glaubersalz).

Nebenwirkungen
- Blähungen
- Störung des Magnesiumhaushaltes (Bittersalz)
- Flüssigkeits-Retention → Hypertonie (Glaubersalz).

Kontraindikation
- Ileus.

23.5.3 Hydragoge Abführmittel

Durch verschiedene Wirkmechanismen wird die Wasserresorption aus dem Darmlumen verhindert und gleichzeitig der Einstrom von Wasser und Elektrolyten in den Darm gefördert (hydragoge Wirkung). Folge ist eine Verflüssigung des Stuhles und eine Erhöhung der Stuhlmenge (Peristaltikanregung). Laxanzien dieses Typs sind Anthrachinon-Derivate (Sennesblätter, Aloe, Faulbaumrinde, Kreuzdornbeere) und Phenolphtalein-Derivate (Diphenole).

Pharmaka
- Sennesfrüchte und -blätter, z.B. in Agiolax®, Midro® Abführtabletten (Anthrachinon-Derivate)
- Bisacodyl, z.B. Dulcolax® (Diphenole)
- Natriumpicosulfat, z.B. Laxoberal® (Diphenole)
- Rizinusöl, z.B. Ramend®.

Nebenwirkungen
- Schmerzen im Bauchraum und Übelkeit
- Wasser- und Elektrolytverluste (vor allem Kalium)
- Verstärkung der Obstipation bei langfristigem Gebrauch
- Nierenschäden (bei langer Anwendung)
- Hypokaliämie (bei langer Anwendung).

Kontraindikationen
- Ileus
- Akute Magen-Darmerkrankungen
- Störungen im Elektrolythaushalt
- Gravidität und Stillzeit (Anthrachinon-Derivate).

❚❚ Hydragoge Abführmittel werden sehr häufig eingesetzt und begünstigen eine Gewöhnung. ❚❚

KAPITEL 24

Hormone

Hormone sind **Botenstoffe** des Körpers, die der langfristigen, übergeordneten Steuerung der Zell- und Organfunktionen dienen. Die von den endokrinen Drüsen gebildeten Hormone beeinflussen ganz entscheidend die körperliche, geistige und seelische Entwicklung und fördern die Anpassung des Organismus an die ständig wechselnden Leistungsanforderungen. Eine Fehlfunktion der endokrinen Drüsen mit einem Über- oder Unterangebot an Hormonen kann eine medikamentöse Therapie erforderlich machen.

24.1 Kortikoide

Die Kortikoide werden in der **Nebennierenrinde** gebildet und lassen sich in Mineral- und Glukokortikoide unterteilen.

24.1.1 Glukokortikoide

Hauptvertreter der Glukokortikoide ist das **Kortisol.** Die physiologische Kortisolabgabe unterliegt einem typischen Tagesrhythmus. 80% des körpereigenen Kortisons werden in den frühen Morgenstunden in die Blutbahn abgegeben.

Für die Ausschüttung der Kortikoide ist das **ACTH** der Hypophyse verantwortlich. Eine verminderte Sekretion der Nebennierenrinde führt aufgrund der Stimulation des Regelkreises zu einer erhöhten Ausschüttung von ACTH aus der Hypophyse.

Wirkungen der Glukokortikoide
- Vermehrte Bereitstellung von Glukose durch eine dem Insulin entgegengesetzte Wirkung, dadurch Förderung einer diabetischen Stoffwechsellage (Glukose im Serum steigt an)
- Vermehrter Abbau von Eiweißen aus dem Muskelgewebe (katabole Wirkung)
- Muskel- und Knochenabbau
- Umverteilung des Fettgewebes mit Stammfettsucht
- Verminderung des lymphatischen Gewebes mit Unterdrückung von Immunabwehr und allergischen Reaktionen, dadurch erhöhte Infektanfälligkeit
- Vermehrung von Erythrozyten und Thrombozyten, dadurch thromboseförderd
- Begünstigung der Entwicklung eines Ulkus
- Blutdrucksteigernd
- Antirheumatische und entzündungshemmende Wirkung
- Hemmung der Entwicklung von Binde- und Epithelgewebe.

❚ Kortison unterdrückt allergische Reaktionen und die Immunabwehr. ❚

Nebenwirkungen bei langfristiger, hoch dosierter Glukokortikoid-Therapie
- Ödeme
- Hypertonie
- Muskelschwäche
- Osteoporose

- Immunsuppression mit verminderter Infektabwehr und gesteigertem Infektrisiko
- Magen- und Zwölffingerdarmgeschwüre
- Wundheilungsstörungen
- Cushing-Syndrom
- Diabetische Stoffwechsellage
- Kortikoid-Entzugssyndrom (bei Therapieende: Fieber, Muskel- und Gelenkschmerzen)
- Nebennieren-Insuffizienz nach plötzlichem Absetzen
- Glaukom- oder Katarakt-Ausbildung (grüner bzw. grauer Star).

Unerwünschte Wirkungen treten nur bei Hyperkortisolismus oder einer hoch dosierten Glukokortikoid-Therapie auf. Die körpereigene Regulation setzt erst aus, wenn die Schwellendosis von etwa 7,5 mg Kortisongabe/Tag überschritten wird.

Pharmaka
- Dexamethason, z.B. Auxiloson®, Fortecortin®
- Fluocortolon, z.B. Ultralan®
- Triamcinolon, z.B. Volon®
- Prednisolon, z.B. Solu-Decortin H®, Decortin H®
- Prednison, z.B. Decortin®
- Methylprednisolon, z.B. Urbason®
- Hydrocortison, z.B. Hydrocortison Hoechst®.
- Die synthetischen Verbindungen besitzen fast keine mineralkortikoiden Wirkungen mehr. Sie wirken wesentlich stärker entzündungshemmend als Kortisol.

Indikationen
- Rheumatische Erkrankungen
- Allergische Krankheiten
- Lymphatische Leukämie
- Lokal bei aktivierten Arthrosen der Gelenke, insb. Triamcinolon
- Lokal bei rheumatischen Synovitiden (Schleimhautentzündung), insb. Triamcinolon
- Morbus Addison (NNR-Insuffizienz, Bronzehaut-Krankheit).

Durch geeignete chemische Veränderungen besitzen einige Kortikoide ein gutes Eindringvermögen in das Gewebe, z.B. bei intraartikulärer Injektion bei Gelenkergüssen.

Kontraindikationen
- Schwangerschaft und Stillzeit
- Herpes simplex
- Zoster (Gürtelrose)
- Glaukom
- Varizellen (Windpocken)
- Magen-Darm-Ulcera
- Psychische Erkrankungen.
- Die Kontraindikationen gelten nicht bei Substitutionstherapie und im Notfall.

‖ Bei Langzeit-Kortisongabe möglichste jeden 2. Tag am Morgen. ‖

Glukokortikoide zur lokalen Anwendung

Die lokale Anwendung der Glukokortikoide kann z.B. an der Haut, dem Auge, der Nase und den Bronchien erfolgen.

Pharmaka zur Anwendung an der Haut
- Triamcinolon, z.B. Triamgalen®
- Prednicarbat, z.B. Dermatop®.

Wirkungen bei Anwendung an der Haut
- Antiphlogistisch

24.1 Kortikoide

Tab. 24.1 Wirkstärke ausgesuchter Kortikoide (Kortisol = 1).

Handelsname	Substanz	Relative Wirkstärke
Betnesol®, Celestan®	Betamethason	30
Fortecortin®	Dexamethason	30
Ultralan®	Fluocortolon	5
Volon®	Triamcinolon	5
Urbason®	Methylprednisolon	5
Decortin®	Prednison	4
Solu-Decortin H®	Prednisolon	4
Hydrocortison Hoechst®	Hydrocortison	1

- Antiproliferativ
- Juckreizstillend
- Immunsuppressiv.

Nebenwirkungen bei Anwendung an der Haut
- Hautatrophien
- Striae (Streifen)
- Steroidakne.

❚❚ Längere Anwendung von Kortikoidsalben kann zur Hautatrophie führen. ❚❚

Indikationen für Dermatika mit Glukokortikoiden
- Allergisches Kontaktekzem
- Seborrhoisches Ekzem
- Psoriasis
- Atopisches Ekzem.

Kontraindikationen für Dermatika mit Glukokortikoiden
- Infizierte Hauterkrankungen
- Periorale Dermatitis.

Pharmaka zur inhalativen Anwendung
- Beclometason, z.B. Sanasthmax®, Sanasthmyl®
- Flunisolid, z.B. Inhacort®
- Budesonid, z.B. Pulmicort®.

Wirkungen bei Inhalation
- Antientzündlich
- Antiallergisch.

Nebenwirkung bei Inhalation
- Pilzbefall der Mundhöhle (Candida albicans).

Indikationen für inhalative Glukokortikoide
- Asthma bronchiale
- COPD (chronisch-obstruktive Bronchitis).

Kontraindikationen für inhalative Glukokortikoide
- Lungen-Tbc
- Bakterielle Pneumonie
- Mykosen.

24.1.2 Mineralkortikoide

Die Mineralkortikoide mit ihrem Hauptvertreter **Aldosteron** regulieren in erster Linie den Wasser- und Mineralhaushalt. Aldosteron erhöht die Kaliumausscheidung und die Natriumrückresorption am Nierentubulus.

Mineralkortikoide beeinflussen über verschiedene Mechanismen den Wasser- und Elektrolythaushalt:
- Verminderung der Natriumausscheidung der Niere (Ödemneigung)
- Erhöhung der Kaliumausscheidung der Niere (Muskelschwäche)
- Steigerung des Blutdruckes über eine Erhöhung des Blutvolumens.

Pharmaka
- Aldosteron, z.B. Aldocorten®
- Fludrocortison, z.B. Astonin-H®.

Indikation
- Nebennierenrinden-Insuffizienz.

Wirkung
- Erhöhung der Natrium- und Wasserrückresorption an den Nierentubuli und an den Sammelrohren der Niere.

Nebenwirkung
- Ödeme (Natriumreabsorption → Wassereinlagerung im Gewebe).

❚❚ Mineralkortikoide dürfen bei Nebennierenrinden-Insuffizienz nie alleine gegeben werden. In erster Linie immer Glukokortikoide verabreichen. ❚❚

24.1.3 Aldosteron-Antagonisten

Aldosteron-Antagonisten blockieren den Aldosteron-Rezeptor und wirken so dem Aldosteron entgegen. Da die Wasserausscheidung verstärkt und die Kaliumausscheidung verringert ist, gehören sie zu den Kalium sparenden Diuretika.

Pharmaka
- Spironolacton, z.B. Aldactone®.

Indikationen
- Kombinationstherapie mit anderen Diuretika
- Hyperaldosteronismus
- Chronische Herzinsuffizienz
- Ödeme
- Leberzirrhose.

Wirkung
- Erhöhung der Natrium- und Wasserausscheidung und Kaliumrückresorption durch Blockade der Aldosteron-Rezeptoren an den Nierentubuli und an den Sammelrohren der Niere.

Nebenwirkungen
- Flüssigkeits- und Elektrolytverschiebungen
- Potenzstörungen
- Stimmveränderungen
- Zyklusstörungen.

24.2 Schilddrüsenhormone, Jodid und Thyreostatika

In der Schilddrüse werden die klassischen Schilddrüsenhormone T_3 und T_4 gebildet. Wesentlicher Bestandteil der Schilddrüsenhormone sind 3 bzw. 4 Jodatome. Die Bildung von T_3 und T_4 wird durch das aus der Hypophyse stammende TSH stimuliert. Die Regulation der Hormonkonzentration erfolgt über einen sog. **Feed-back-Mechanismus,** der auf das Hypothalamus-Hypophysen-System wirkt (➤ Abb. 24.1).

Wirkungen der Schilddrüsenhormone
- Steigerung des Grundumsatzes, erhöhte Wärmeproduktion
- Erhöhung der Ansprechbarkeit auf Katecholamine (Adrenalin, Dopamin)
- Fördernder Einfluss auf Wachstum, Entwicklung und geistige Reifung
- Erhöhte Erregbarkeit des Nervensystems
- Erhöhung des Muskeltonus
- Steigerung der Herzfrequenz (Tachykardie).

Generell ist die Wirkung der Schilddrüsenhormone mit einer Steigerung vieler lebenswichtiger Vorgänge verbunden. Eine Schilddrüsenüberfunktion äußert sich in Gewichtsverlust, Schwitzen, Haarausfall, Herzklopfen und nervöser Übererregbarkeit. Die Schilddrüsenunterfunktion zeigt sich hingegen durch Gewichtzunahme, Müdigkeit, Bradykardie und Obstipation.

❚ Schilddrüsenhormone: Steigerung vieler Lebensvorgänge. ❚

24.2.1 Thyreostatika

Thyreostatika sind Medikamente, die die Produktion bzw. die Freisetzung der Schilddrüsenhormone einschränken und somit zur Therapie einer Schilddrüsenüberfunktion geeignet sind. Sie greifen an mehreren Stellen in den physiologischen Ablauf ein.

Wirkungsmechanismen der Thyreostatika
- Hemmung des Jodidtransports in die Schilddrüse, z.B. Perchlorat
- Blockade der Jodisation des Hormons, schwefelhaltige Präparate
- Förderung der negativen Rückkopplung durch Gabe von Jodid in hohen Dosen.

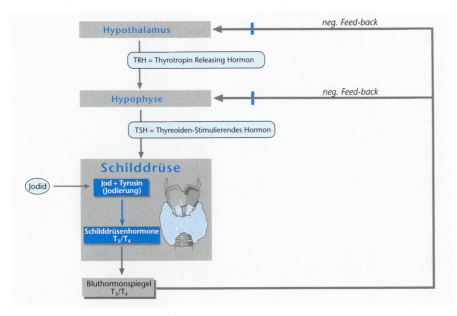

Abb. 24.1 Hormonbildung in der Schilddrüse.

Perchlorat

Perchlorat **hemmt die Aufnahme** von Jodid in die Schilddrüse. Wegen der stärkeren Nebenwirkungen werden Perchlorate heute nur noch bei Unverträglichkeit von schwefelhaltigen Thyreostatika verwendet. Perchlorat hat eine lange Halbwertszeit von einigen Wochen.

Pharmakon
- Perchlorat, z.B. Irenat®.

Indikationen
- Hyperthyreose bei Unverträglichkeit anderer Thyreostatika
- Prophylaxe der thyreotoxischen Krise bei Anwendung jodhaltiger Kontrastmittel.

Wirkung
- Kompetitive Hemmung des aktiven Jodtransports in die Schilddrüse.

Nebenwirkungen
- Exantheme
- Blutbildveränderungen, z.B. Agranulozytose
- Nierenschäden.

Kontraindikation
- Schwangerschaft und Stillzeit.

Schwefelhaltige Thyreostatika

Schwefelhaltige Thyreostatika **hemmen die Umwandlung** von Jodid in Jod und damit den Einbau von Jod in die Schilddrüsenhormone.

Pharmaka
- Carbimazol, z.B. Carbimazol Henning®, NeoThyreostat®
- Thiamazol, z.B. Methizol®, Favistan®
- Propylthiouracil, z.B. Propycil®.

Indikation
- Dauertherapie der Hyperthyreose.

Wirkung
- Hemmung der Umwandlung von Jodid in Jod.

Nebenwirkungen
- Iatrogene Struma (Überdosierung)
- Allergische Reaktionen
- Geruchstörungen
- Knochenmarksschäden.

Kontraindikationen
- Blutbildveränderungen
- Galleabflussstörung
- Struma (strenge Indikation).

Besonderes
Die Wirkung der Medikamente setzt erst nach einigen Tagen ein, da die noch vorhandenen Hormone erst abgebaut werden müssen.

24.2.2 Schilddrüsenhormone

Die Gabe von Schilddrüsenhormonen greift in den hormonellen Regelkreis ein, indem die Bildung neuer Schilddrüsenhormone über einen **negativen Rückkoppelungsmechanismus** unterdrückt wird. Dadurch wird das Wachstum der Schilddrüse gebremst. Gleichzeitig wird dem Organismus ausreichend Schilddrüsenhormon zur Verfügung gestellt.

Pharmaka
- Levothyroxin = T_4 (Euthyrox®)
- Liothyronin = T_3 (Thybon®).

Indikationen
- Unterfunktion der Schilddrüse, wie z.B. Synthesestörungen der Schilddrüse
- Substitution nach totaler Thyreoidektomie
- Rezidivprophylaxe nach Strumektomie.

Wirkung
- Direkter Ersatz des Hormons.

Nebenwirkungen (bei Überdosierung)
- Tachykardie
- Unruhe
- Tremor.

Kontraindikationen
- Frischer Myokardinfarkt
- Koronare Herzerkrankung (KHK)
- Myokarditis.

24.2.3 Jodid

Deutschland ist Jodmangelland. Der Jodmangel kann zu einem übermäßigen Wachstum der Schilddrüse führen, der Jodmangelstruma. Durch die regelmäßige Einnahme von Jodid kann dies verhindert werden. In hohen Dosen wirkt Jodid über einen kurzen Zeitraum thyreostatisch.

Pharmakon
- Kaliumjodid, z.B. Jodid 100, Jodetten®.

Indikationen
- Therapie und Prophylaxe der Jodmangelstruma
- OP-Vorbereitung, thyreotoxische Krise (kurzfristig, in hohen Dosen).

Wirkung
- Jodgabe → vermindertes TSH → Verkleinerung der Schilddrüse.

Nebenwirkungen
- Allergie
- Schnupfen.

Kontraindikationen
- Hyperthyreose
- Autonome Adenome
- Tuberkulose (Reaktivierung alter Herde)
- Jodüberempfindlichkeit.

24.3 Sexualhormone

Die männlichen (Androgene) und die weiblichen (Östrogene und Gestagene) Sexualhormone werden vorwiegend in den Keimdrüsen (Hoden, Eierstöcke) produziert. Neben der Ausbildung der spezifischen Geschlechtsmerkmale sind sie an verschiedenen anderen physiologische Prozessen beteiligt (➤ Tab. 24.2).

Pharmaka
Östrogene:
- Estradiol, z.B. Estraderm TTS®
- Estriol, z.B. Ovestin®
- Ethinylestradiol, z.B. Progynon C®.

Gestagene:
- Norethisteron, z.B. Primolut Nor®
- Cyproteronacetat, z.B. Androcur®
- Medroxyprogestesteronacetat, z.B. Clinovir®.

Androgene:
- Testosteronenantat, z.B. Testoviron®
- Mesterolon, z.B. Proviron A®.

Indikationen
- Hormonmangel, z.B. aufgrund von Hypogonadismus, Einsetzen der Wechseljahre
- Störungen bei der Ausprägung der Sexualmerkmale wie Virilisierung der Frau oder Vergrößerung der männlichen Brustdrüsen (Gynäkomastie)
- Zyklusstörungen
- Hauterkrankungen wie Akne
- Osteoporose
- Maligne Erkrankungen
- Empfängnisverhütung.

Nebenwirkungen
- Ausbildung gegengeschlechtlicher (vorwiegend sekundärer) Merkmale, z.B. bei Frauen Bartwuchs, tiefe Stimme und bei Männern Wachstum der Brust
- Magen- u. Darmbeschwerden
- Ödeme und Gewichtszunahme (Östrogene, Androgene)
- Leberschäden.

‖ Je nach Hormon können gegengeschlechtliche Merkmale auftreten. ‖

Kontraindikationen
- Lebererkrankungen
- Thrombosen, Embolien (Östrogene).

Tab. 24.2 Sexualhormone und ihre physiologischen Wirkungen.

Sexualhormone	Genitale Wirkungen	Extragenitale Wirkungen
Östrogene: Estradiol, Estriol	• Ausbildung primärer weiblicher Geschlechtsmerkmale • Steuerung des Regelzyklus • Stimulation des Brustdrüsenwachstums	• Förderung des Eiweißstoffwechsels • Kalziumeinlagerung in den Knochen • Retention von Natrium und Wasser • Weibliche Verteilung des Fettgewebes
Gestagene: Progesteron	• Steuerung des Regelzyklus • Erhaltung einer Schwangerschaft und Verhütung einer weiteren	• Temperaturerhöhung in der zweiten Zyklushälfte • Hemmung von Aldosteron und Natriurese
Androgene: Testosteron	• Ausbildung primärer und sekundärer männlicher Geschlechtsmerkmale • Wachstumsförderung von Prostata und Samenblasen • Förderung der Spermiogenese in den Hoden	• Vermehrung der Muskelproteine (anaboler Effekt) • Förderung des Eiweißstoffwechsels • Retention von Mineralien und Einbau der Mineralien in den Knochen • Stimulation der Erythropoese

KAPITEL 25

Antidiabetika

Antidiabetika sind Medikamente zur Behandlung eines erhöhten Blutzuckerspiegels. Ursache ist ein relativer oder absoluter **Insulinmangel** oder eine **Insulinresistenz**. Insulin wird in den Inselzellen des Pankreas gebildet und ist für die Blutzuckerregulation verantwortlich. Insulinmangel führt zum Diabetes mellitus. Ohne Therapie führt eine erhöhte Blutzuckerkonzentration zu schweren Organschäden. Unterschieden werden zwei Formen des Diabetes mellitus:
- Typ I-Diabetes (absoluter Insulinmangel)
- Typ II-Diabetes (relativer Insulinmangel und/oder Insulinresistenz).

Beim Typ I-Diabetes liegt ein **absoluter Insulinmangel** vor. Er tritt häufiger im Kindes- und Jugendalter auf und stellt eine Autoimmunerkrankung dar, bei der die Insulin produzierenden Zellen des Pankreas vollständig zugrunde gehen. Daher ist eine Substitutionstherapie unumgänglich.

Im Gegensatz dazu besteht beim Typ II-Diabetes ein **relativer Insulinmangel.** Oft liegt zusätzlich oder zu Beginn der Erkrankung allein eine **Insulinresistenz** vor. Das bedeutet, das vorhandenes Insulin nicht richtig wirken kann. Diese Form ist wesentlich häufiger und kann durch Diät oder orale Antidiabetika behandelt werden. Bei schwerem Verlauf (Erschöpfung der Inselzellen) muss Insulin zugeführt werden.

Der Typ II-Diabetes ist eine typische Zivilisationskrankheit, die durch falsche Ernährungs- und Lebensgewohnheiten begünstigt wird.

Bei lang dauerndem, unbehandeltem oder ungenügend behandeltem Krankheitsverlauf kommt es zu schweren Gefäßschäden mit gravierenden Folgen:
- Netzhautschäden (Rethinopathie)
- Nierenschäden (Glomerulumsklerose)
- Arterielle Verschlusskrankheit (Gehirnschlag, Herzinfarkt)
- Polyneuropathie.

‖ Beim Diabetes mellitus stehen die Gefäßschäden im Vordergrund. ‖

25.1 Insuline

In allen Fällen des Typ I-Diabetes (bei völligem Funktionsausfall des Pankreas) und beim schwer einstellbaren Typ II-Diabetes erfolgt die Blutzuckereinstellung durch die subkutane Gabe von Insulin. Zur Diabetestherapie wird heute nur noch gentechnisch hergestelltes, menschliches **Humaninsulin** verwandt.

Einteilung
Man unterscheidet verschiedene Formen der Insuline:
- Kurz wirkende **Alt-Insuline:** Wirkungsgipfel 1–2 Stunden nach der Injektion, Wirkdauer ca. 4–6 Stunden
- **Verzögerungsinsuline:** Wirkungsgipfel nach 4–12 Stunden nach der Injektion, Wirkdauer bis 24 Stunden
- **Mischinsuline:** Mischungen aus kurz und lang wirksamen Insulinen.

Wirkungen
- Senkung des Blutzuckerspiegels durch Förderung des Glukosetransports in die Muskel- und Fettzellen
- Einschränkung der Glukoseneubildung
- Verminderung der Freisetzung von Glukose aus der Speicherform Glykogen.

Dosierung

Es gibt verschiedene Ansätze zur Steuerung einer Insulintherapie:
- **Konventionelle Insulintherapie:** Festgelegte Injektion meist mit Mischinsulin morgens (2/3 der Tagesdosis) und abends (1/3 der Tagesdosis) vor dem Essen (erfordert genaue Einhaltung der Essenszeiten)
- **Intensivierte konventionelle Insulintherapie:** Ein Teil der Tagesdosis wird in Form von Altinsulin als genau berechneter Bolus vor den Mahlzeiten gegeben, der Rest abends als Verzögerungsinsulin (erfordert Eigeninitiative, bessere Einstellung des Diabetes möglich)
- **Insulinpumpentherapie:** Eine subkutan eingebrachte Pumpe infundiert kontinuierlich Altinsulin, vor den Mahlzeiten wird ein Bolus injiziert (nur bei Typ I-Diabetikern).

Nebenwirkung
- Bei Überdosierungen Hypoglykämiezustände.

In der Praxis besonders wichtig ist die Kenntnis über die **Wechselwirkungen** von Insulin und oralen Antidiabetika mit anderen Medikamenten. Die Wirkungen einer Diabetestherapie können entweder verstärkt (weiteres Absinken des Zuckerspiegels) oder abgeschwächt werden (Anstieg des Zuckerspiegels), was bei Nichtbeachtung schwere Stoffwechselentgleisungen zur Folge haben kann (➤ Tab 25.1).

25.1.1 Alt- und Normalinsuline

Alt-Insuline sind kurz wirksame Insuline, die gentechnisch (Humaninsulin) gewonnen werden. Sie sind Mittel der Wahl bei einer Neueinstellung des Diabetes. Durch i.v.-Gabe sind bei diesen Insulinen eine schnelle Anflutung und damit eine gute Steuerbarkeit gegeben. Altinsulin ist zwischen 4 und 8 Stunden wirksam.

Prinzipiell gibt es zwei Wirkstärken:
- 40 IE/ml (Spritze, z.B. H-Tronin® 40)
- 100 IE/ml (Patronen in Insulinpumpen und im Pen, z.B. Insulin Actrapid®, HM Penfill®).

❚❚ Gute Steuerbarkeit, aber kurze Wirkdauer bei Alt- und Normalinsulin. ❚❚

Pharmaka
- Huminsulin Normal®
- Actrapid®.

Indikationen
- Erst- und Neueinstellung des Diabetes
- Koma diabeticum
- Perioperativ.

Wirkung
- Ersatz des körpereigenen Insulins.

Tab. 25.1 Einfluss verschiedener Medikamente auf den Blutzucker.

Wirkungsverstärkung (blutzuckersenkend)	Wirkungsabschwächung (blutzuckersteigernd)
β-Blocker	Kortikoide
Anabolika	Sympathomimetika
Zytostatika	Schilddrüsenhormone

Nebenwirkungen
- Lokale Irritationen an der Einstichstelle
- Hypoglykämie.

❚❚ Gabe von Humaninsulinen s.c. und i.v. möglich. ❚❚

25.1.2 Verzögerungsinsuline (Depotinsuline)

Verzögerungsinsuline sind gekennzeichnet durch eine lang anhaltende, kontinuierliche Wirkstoffabgabe. Dazu werden die Insuline an Eiweiße oder an Protamin-Zink gekoppelt. Durch die Depotwirkung sind weniger Insulininjektionen erforderlich. Die Wirkdauer der Insuline beträgt 12–18 Stunden.

Es gibt auch fixe Kombinationen von kurz wirksamen Insulinen mit Verzögerungsinsulinen (**Mischinsuline**). Dies wird im Namen des Präparates in Form von Zahlenkombinationen angegeben, z.B. Actraphane® HM 10/90. Hierbei steht die 10 für 10% Normal- und die 90 für 90% Verzögerungsinsulin.

❚❚ Lange Wirkdauer, aber schlechtere Steuerbarkeit bei Depotinsulin. ❚❚

Pharmaka
- Verzögerungsinsulin, z.B. Insuman basal®, Protaphane®
- Mischinsulin, z.B. Actraphane®, Mixtard®, Insuman comb®.

Indikation
- Insulinpflichtiger Diabetes.

Wirkung
- Ersatz des körpereigenen Insulins.

Nebenwirkung
- Wie Altinsulin.

❚❚ Verzögerungsinsuline nur s.c. spritzen. ❚❚

25.1.3 Insulinanaloga

Diese Insuline unterscheiden sich chemisch geringfügig vom Normalinsulin und werden ebenfalls gentechnisch hergestellt. Einige wirken entweder deutlich schneller und kürzer als Normalinsulin, so dass kein Spritz-Ess-Abstand eingehalten werden muss. Andere Vertreter sind besonders lange (bis zu 24 Std.) wirksam und können dadurch vor allem für Typ I-Diabetiker zu Abdeckung der basalen Insulinrate eingesetzt werden.

Pharmaka
- Insulin lispro, z.B. Humalog® (kurz wirksames Insulinanalogon)
- Insulin glargin, z.B. Lantus® (lang wirksames Insulinanalogon).

Indikation
- Insulinpflichtiger Diabetes.

Wirkung
- Ersatz des körpereigenen Insulins.

Nebenwirkung
- Wie Alt-Insulin.

25.2 Orale Antidiabetika

Die Hauptindikation für orale Antidiabetika ist der **Typ II-Diabetes,** wenn eine alleinige Diättherapie nicht ausreicht. Sie senken durch unterschiedliche Mechanismen den Blutzuckerspiegel des Diabetikers.

Einteilung
- Sulfonylharnstoffe
- Biguanide
- α-Glukosidasehemmer
- Glinide
- Insulinsensitizer
- Inkretinverstärker.

Die Wirkung der **Sulfonylharnstoffe** beruht auf einer erhöhten Sensibilisierung der Insulin produzierenden Pankreaszellen (B-Zellen) gegenüber Glukose. So wird bei einem erhöhten Blutzuckerspiegel mehr Insulin ausgeschüttet.

Biguanide vermindern die Zuckerneubildung in der Leber, fördern den Zuckereinstrom in die Muskulatur und scheinen auch die Resorption aus dem Darm zu vermindern. Wegen der möglichen, schwer behandelbaren Ausbildung einer Laktatazidose (Stoffwechselentgleisung mit Verschiebung des Blut- und Gewebe-pH-Wertes) müssen die Kontraindikationen von Metformin streng beachtet werden.

Die α-**Glukosidasehemmer** sind im Dünndarmepithel wirksam. Dort wird der Zucker in Glukosemoleküle gespalten, um anschließend resorbiert werden zu können. Für diesen Prozess ist die α-Glukosidase notwendig. Durch ihre Hemmung wird Glukose verzögert aufgenommen.

Glinide sind sogenannte prandiale Glukoseregulatoren. Sie steigern ähnlich wie die Sulfonylharnstoffe die Insulinfreisetzung aus der Bauchspeicheldrüse durch Blockade der Kaliumkanäle in den B-Zellen des Pankreas. Vorteil der Glinide ist, dass sie sehr schnell und kurz wirken. So verhindern sie vor allem den sehr starken Blutzuckeranstieg nach dem Essen (postprandial), der typisch für Typ II-Diabetiker ist.

Insulinsensitizer (Glitazone) sind Agonisten am PPAR-γ-Rezeptor, der in Fettgewebe- und Muskelzellen den Kohlenhydrat- und Fettstoffwechsel reguliert. Wird der Rezeptor aktiviert, so speichert das Fettgewebe mehr Glukose, die Lipolyse wird gebremst und weniger freie Fettsäuren zirkulieren im Plasma. Die Zahl der Insulinrezeptoren steigt und die Insulinempfindlichkeit nimmt zu. Dadurch speichert das Muskelgewebe mehr Glukose, weshalb der Blutzuckerspiegel sinkt.

Eine neue Gruppe der oralen Antidiabetika sind die **Inkretinverstärker.** Sie ahmen physiologische Effekte des Inkretinhormons GLP-1 (Glucagonlike Peptid 1) nach (Inkretinmimetika) oder verstärken seine Wirkung, in dem sie dessen Abbau hemmen (Gliptine). Das im Darm zu den Mahlzeiten gebildete Inkretinhormon stimuliert bedarfsgerecht die Insulinbildung in den Betazellen. Die Insulinbildung erfolgt streng glukoseabhängig. Wird keine Glukose aufgenommen, wird auch kein Insulin ausgeschüttet.

Pharmaka
- Sulfonylharnstoffe: Glibenclamid, z.B. Euglucon®, Glimepirid, z.B. Amaryl®, Tolbutamid, z.B. Orabet®
- Biguanide: Metformin, z.B. Glucophage®
- α-Glucosidasehemmer: Acarbose, z.B. Glucobay®
- Glinide: Repaglinid, z.B. Novonorm®
- Insulinsesitizer: Rosiglitazon, z.B. Avandia®
- Inkretinverstärker: Exenatide, z.B. Byetta®, Sitagliptin, z.B. Januvia®.

Indikation
- Typ II-Diabetes.

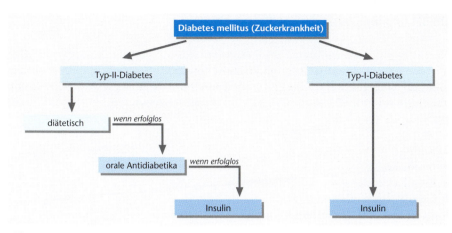

Abb. 25.1 Diabetestherapie.

Wirkungen
Alle oralen Antidiabetika bewirken eine Senkung des Blutzuckerspiegels. Folgende Mechanismen laufen dabei ab:
- Verstärkung der Insulinausschüttung (Sulfonylharnstoffe, Glinide)
- Verminderte Glukoseresorption in der Dünndarmschleimhaut (Acarbose)
- Verstärkung der Insulinwirkung an den peripheren Geweben (Metformin, Insulinsensitizer)
- Verstärkung des Inkretins und dadurch bedarfsgerechte (glukoseabhängige) Insulinausschüttung.

Nebenwirkungen
- Gastrointestinale Störungen
- Allergische Reaktion
- Hypoglykämien durch Überdosierungen (vor allem durch die Sulfonylharnstoffe)
- Lactacidose (selten bei Metformin)
- Ödeme (Insulinsensitizer).

Kontraindikationen
- Typ I-Diabetes
- Schwangerschaft
- Diabetisches Koma
- Unfälle, Operationen
- Schwerste diabetische Gefäßschäden
- Metformin: Leber-, Nieren-, Herzinsuffizienz, KHK, Alkoholismus.

▮▮ Therapie des Typ II-Diabetes mit oralen Antidiabetika. ▮▮

25.3 Formen der Stoffwechselentgleisung

Ein Diabetes mellitus kann kompliziert werden durch akute Stoffwechselentgleisungen mit sehr hohen oder sehr niedrigen Zuckerspiegeln. Beim geringsten Verdacht auf eine diabetische Stoffwechselentgleisung muss ein **Blutzucker-Schnelltest** durchgeführt werden, der Klarheit bringt.

25.3.1 Hyperglykämisches Koma (Diabetisches Koma)

Durch den Insulinmangel kommt es zur exzessiven Erhöhung des Blutzuckerspiegels. Beim Diabetes Typ I überwiegt das **ketoazidotische** Koma, das sich innerhalb von Stunden entwickelt und durch eine ausgeprägte Azidose gekennzeichnet ist. Beim Diabetes Typ II kommt es dagegen meistens schleichend über Tage zum **hyperosmolaren** Koma mit hohen Wasser- und Elektrolytverlusten.

Ursachen
- Infektionen (40% der Fälle)
- Erstmanifestation eines neu entdeckten Diabetes (25%)
- Unterlassene Insulininjektion
- Ungenügende Dosis (Fehler bei Abmessung und Injektion)
- Diätfehler
- Operationen, Unfall, Schwangerschaft, Herzinfarkt.

❚❚ Häufigste Ursache für ein diabetisches Koma ist eine Infektion. ❚❚

Klinik
- Appetitlosigkeit, Durst, vermehrte Ausscheidung und Schwäche
- Massive Wasserverluste (Exsikkose) mit Schock (hyperosmolares Koma)
- Abgeschwächte Eigenreflexe
- Hyperglykämie über 400 mg%
- Gesteigerte „Kussmaul-Atmung" zum Ausgleich der Azidose (vermehrte Abatmung von CO_2) beim ketoazidotischen Koma.

Komplikationen
- Volumenmangelkollaps mit Dekompensation
- Nierenversagen.

Therapie
- Insulin
- Ausgleich des Flüssigkeits- und Elektrolytverlustes
- Vorsichtiger Azidoseausgleich.

25.3.2 Hypoglykämischer Schock

Durch den Abfall des Blutzuckerspiegels (unter 50 mg/dl) kommt es zum hypoglykämischen Schock.

Ursachen
- Überdosierung von Insulin oder Sulfonylharnstoffen (z.B. unveränderte Dosis bei verminderter Nahrungszufuhr)
- Starke körperliche Belastung
- Alkohol
- Wechselwirkung mit anderen Medikamenten.

Klinik
- Plötzliches Eintreten
- Starkes Hungergefühl
- Muskelzittern mit gesteigerten Reflexen.

Therapie
- Bei bewusstseinsklaren Patienten Würfel- oder Traubenzucker, zuckerhaltige Getränke wie Cola oder Apfelschorle
- Glukose i.v.
- Evtl. Glukagon s.c. oder i.m.

Bei unklarer Bewusstlosigkeit eines Diabetikers ist es wegen der gegensätzlichen Therapie von größter Wichtigkeit, zwischen Koma diabeticum und hypoglykämischem Schock zu unterscheiden. Im Zweifelsfall auf keinen Fall zuerst Insulin geben, sondern mit Glukose i.v. beginnen. Erst wenn dann der Patient nicht aufwacht, darf man ein diabetisches Koma annehmen und kann mit Insulin therapieren.

‖ Im Zweifelsfall bei unklarem Koma nie zuerst Insulin, sondern immer Glukose geben. ‖

KAPITEL 26

Hormonelle Antikonzeptiva

Hormonelle Antikonzeptiva bezeichnen hormonhaltige Medikamente, die der **Empfängnisverhütung** dienen. Verwendet werden Gestagene oder Kombinationspräparate aus Gestagenen und Östrogenen.

26.1 Menstruationszyklus

Der Menstruationszyklus ist Ausdruck einer normalen Fortpflanzungsfunktion und findet sich in der gesamten Zeit der Geschlechtsreife, die im Mittel etwa 35 Jahre beträgt (vom 15. bis 50. Lebensjahr). Die Dauer des Zyklus liegt im Regelfall bei 28 Tagen, wobei Schwankungen zwischen 21–35 Tagen als normal anzusehen sind.

Die zweite Zyklushälfte liegt in engen Grenzen konstant bei 14 Tagen. Zentral stimulierender und übergeordneter Steuerfaktor der Zyklusvorgänge ist die pulsförmige, regelmäßige Abgabe des Gonadotropin-Releasing-Hormons (Gn-RH) aus dem Hypothalamus, das die entsprechende Sekretion von FSH (follikelstimulierendes Hormon) und LH (luteinisierendes Hormon) aus der Hypophyse veranlasst.

1. Tag (Zyklusbeginn)

Beginn der Menstruationsblutung mit einer Dauer von 2–6 Tagen.

5.–14. Tag (Follikel- oder proliferative Phase)

Nach dem Ende der Blutung beginnt unter dem Einfluss des FSH im Eierstock (Ovar) die Reifung des Follikels über verschiedene Stufen bis zum sprungreifen Graafschen Follikel. Zugleich stimulieren die zunehmend gebildeten Östrogene den Aufbau (Proliferation) des Endometriums, das somit für die Aufnahme eines befruchteten Eis vorbereitet wird.

14. Tag (Eisprung, Ovulation)

Um den 14. Tag kommt es durch einen starken LH-Anstieg (ausgelöst durch steigenden Östrogenspiegel) zur Ovulation. Dieser Zeitraum ist der günstigste Zeitpunkt für eine Befruchtung durch eindringende Spermien. Nach der Ovulation entwickelt sich aus dem gesprungenen Follikel das Corpus luteum (Gelbkörper), ein wichtiger vorübergehender Bildungsort des Progesterons.

14.–28. Tag (Sekretorische Phase)

Die sekretorische Phase dauert regelmäßig 14 Tage. Sie ist charakterisiert durch Veränderung der Drüsen in der Uterusschleimhaut und zunehmende Ischämie der Schleimhaut. Am Ende der Phase kommt es zur Abstoßung der Uterusschleimhaut in Form der Monatsblutung. Die hohe Östrogen- und Progesteron-Produktion während dieser Phase verhindert über eine negative Feed-back-Wirkung weitere Ovulationen (Eisprünge).

26.2 Ovulationshemmer

Ovulationshemmer sind immer Kombinationen aus Gestagenen und Östrogenen. Sie dienen der Verhinderung des Eisprungs durch regelmäßige Zufuhr von Östrogenen und Gestagenen. Sie sind die mit Abstand **sicherste** Methode der Empfängnisverhütung. Hauptwirkprinzip ist eine Unterdrückung des Eisprungs durch ein **negatives Feed-back.** Die Einnahme erfolgt i.d.R. über 21 Tage. In der nachfolgenden 7-tägigen Pause kommt es zu einer Entzugsblutung.

Wirkungsweise
- Hemmung der LH- und FSH-Abgabe der Hypophyse (neg. Feed-back)
- Verhinderung des Eisprungs wegen fehlender LH-Stimulation
- Änderung des Scheiden- und Zervixmilieus, Schleimverdickung.

❚ Ovulationshemmer verhindern den Eisprung über negatives Feed-back im hormonellen Regelkreis. ❚

Kombinationspräparate

Einphasenpräparate enthalten eine gleichbleibende Östrogen-Gestagen-Kombination für 21–22 Tage, gefolgt von einem 6–7 Tage langen freien Intervall. 2–3 Tage nach Absetzen des Präparates tritt eine der Menstruation entsprechende Abbruchblutung auf, die durch den Hormonentzug verursacht wird.

Beispiele
- Desogestrel + Ethinylestradiol (Marvelon®)
- Levonorgestrel + Ethinylestradiol (Neo-Stediril®, Neogynon®).

Zweiphasenpräparate (Sequenzpräparate) enthalten ein reines Östrogenpräparat in der ersten Phase und ein Östrogen-Gestagen-Kombinationspräparat in der zweiten Phase.

Beispiel
- Levonorgestrel mit Ethinylestradiol (Sequilar®).

Stufenpräparate (Zwei- und Dreistufenpräparate) enthalten steigende Dosen an Östrogenen und Gestagenen und sind somit am ehesten dem physiologischen weiblichen Zyklus angepasst.

Beispiele
- Levonorgestrel + Ethinylestradiol (Triquilar®, Trinordiol®)
- Norethisteron + Ethinylestradiol (Tri-Novum®).

❚ Die Stufenpräparate kommen dem physiologischen Ablauf des weiblichen Zyklus am nächsten. ❚

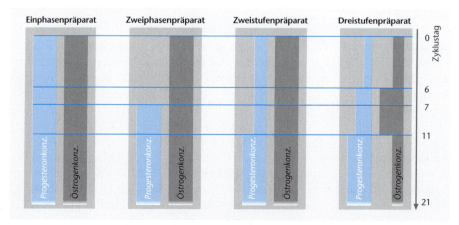

Abb. 26.1 Östrogen- und Gestagendosierungen bei Ovulationshemmern.

26.3 Minipille

Die Minipille enthält nur Gestagen. Eine Ovulation findet statt, die Wirkung beruht auf:
- Störung des Eitransports in der Tube
- Änderung des Zervixschleims und dadurch Erschwerung des Spermiendurchtrittes
- Erschwerung der Eieinnistung durch Änderung der Uterusschleimhaut.

❚❚ Die Minipille verhindert nicht die Ovulation. ❚❚

Die Zuverlässigkeit entspricht nicht ganz der der Ovulationshemmer. Deshalb muss die Einnahme der Minipille besonders regelmäßig erfolgen.

Pharmakon
- Levonorgestrel, z.B. Microlut®.

26.4 Postkoitalpille

Hoch dosierte Östrogen-Gestagen-Gabe spätestens 48 Stunden nach dem Geschlechtsverkehr. Wegen der möglichen Nebenwirkungen ist das Verfahren nur als Notfall-Lösung gedacht und auf keinen Fall zur regelmäßigen Anwendung geeignet.

Wirkungsweise
- Verhinderung der Einnistung durch Umwandlung des Endometriums.

Die Zuverlässigkeit beträgt bei rechtzeitiger Anwendung 99%.

Pharmakon
- Levonorgestrel, z.B. Tetragynon®.

26.5 Andere Arzneiformen

Drei-Monats-Spritze

Diese Depotpräparate zur intramuskulären Injektion enthalten eine hohe Gestagendosis, die sich über drei Monate gleichmäßig freisetzt, z.B. Medroxyprogesteronacetat als Depo-Clinovir®.

Vaginalring

Der Vaginalring zur hormonellen Empfängnisverhütung enthält eine Östrogen-Gestagen-Kombination. Er hat eine hohe kontrazeptive Sicherheit bei guter Verträglichkeit und einfacher Handhabung. Der entscheidende Vorteil für die Frau ist, dass sie nicht mehr an die tägliche Pilleneinnahme denken muss und eine vaginale Hormonaufnahme von vielen Frauen als geringerer Eingriff in ihren natürlichen Hormonhaushalt empfunden wird. Die Frau legt den Ring selbst in die Scheide ein und kann ihn auch jederzeit wieder entfernen. In der Regel liegt der Ring drei Wochen lang und wird dann für eine Woche entfernt, dann wird ein neuer Ring eingelegt.

Implantat

Das vier Zentimeter lange und zwei Millimeter dünne Stäbchen wird an der Innenseite des Oberarms unter die Haut geschoben. Es besteht aus einem weichen Kunststoff, in dem sich ein Depot mit dem Gestagen Etonogestrel befindet. Täglich setzt es eine bestimmte Menge des Hormons frei – ein sicherer Empfängnisschutz für drei Jahre.

26.6 Nebenwirkungen

Die hormonellen Verhütungsmethoden bieten zwar die höchste Sicherheit, sind aber auch mit Nebenwirkungen behaftet, die individuell unterschiedlich stark ausgeprägt sein können.

Östrogennebenwirkungen
- Übelkeit, Erbrechen
- Gewichtszunahme, Neigung zu Ödemen
- Kopfschmerzen, Hautverfärbungen
- Größenzunahme der Brüste
- Neigung zu Thrombosen (vor allem bei gleichzeitigem Nikotingenuss).

▌ Wegen der Gefahr einer Thrombose kein Rauchen bei gleichzeitiger Pilleneinnahme. ▌

Gestagennebenwirkungen
- Müdigkeit, Lustlosigkeit, Neigung zu Depressionen
- Gewichtszunahme.

Erwünschte Effekte
- Regulierung des Blutungsrhythmus
- Besserung einer Akne (bei Östrogenpräparaten)
- Psychische Entlastung wegen Sicherheit in der Verhütung.

26.7 Kontraindikationen

Entsprechend der zahlreichen Nebenwirkungen der hormonellen Kontrazeptiva gibt es eine Reihe von Kontraindikationen, bei denen die Pille nicht verordnet werden sollte und wo auf andere Verhütungsmethoden zurückgegriffen werden muss. Bequemlichkeit und Sicherheit der Pille dürfen nicht dazu verleiten, die Risiken einer längeren Einnahme außer Acht zu lassen.

Kontraindikationen
- Junges Alter (< 15 Jahre) mit noch instabilem Zyklus
- Thrombosen, Krampfadern oder Embolien in der Vorgeschichte
- Lebererkrankungen
- Migräne
- Bösartige Tumoren.

▌ Die Pille sollte erst bei eingespieltem Zyklus eingenommen werden. ▌

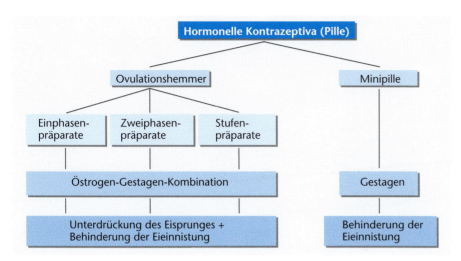

Abb. 26.2 Hormonelle Kontrazeptiva.

KAPITEL 27 Antiinfektiva

Antiinfektiva sind Medikamente zur Bekämpfung von pathogenen Mikroorganismen und Parasiten im menschlichen Körper.

Einteilung

- Antibiotika und Chemotherapeutika wirksam gegen Bakterien
- Virostatika wirksam gegen Viren
- Antimykotika wirksam gegen Pilze
- Antiprotozoika wirksam gegen Protozoen, z.B. Malariaerreger
- Anthelmintika wirksam gegen Würmer
- Desinfektionsmittel und Antiseptika wirksam gegen verschiedene Krankheitserreger (nur lokal).

27.1 Antibiotika und Chemotherapeutika

Antibiotika sind von Mikroorganismen hergestellte Stoffe, die wachstumshemmend oder abtötend auf Bakterien wirken. Chemotherapeutika werden synthetisch hergestellt, sind aber ebenso antibakteriell wirksam und werden im allgemeinen Sprachgebrauch oft auch als Antibiotika bezeichnet. Antibiotika und Chemotherapeutika verhindern über verschiedene Angriffspunkte (Hemmung der Zellwand- und Proteinsynthese) Wachstum und Fortbestand der Keime.

▮ Hauptanwendungsgebiet der Antibiotika sind die bakteriellen Infektionskrankheiten. ▮

Wirkprinzipien

Die Bekämpfung von Bakterien wird durch zwei verschiedene Wirkprinzipien erreicht:
- Bakterizidie
- Bakteriostase.

Bakterizid bedeutet bakterienabtötend, bakteriostatisch heißt wachstumshemmend. Eine bakterizide Wirkung kann meist nur erzielt werden, wenn sich die bekämpften Zellen im Wachstum befinden. Ist die Zelle durch eine bakteriostatische Vorbehandlung im Wachstum gehemmt, kann sie durch bakterizid wirkende Medikamente nicht abgetötet werden. Aus diesem Grund dürfen bakterizid und bakteriostatisch wirkende Pharmaka nicht zusammen angewendet werden.

Bakterizide Wirkung haben z.B.
- Penicilline, Cephalosporine
- Aminoglykoside
- Gyrasehemmer.

Bakteriostatische Wirkung haben z.B.
- Tetracycline
- Chloramphenicol

- Makrolide
- Sulfonamide und Trimethoprim.

▌ Bakterizid = bakterienabtötend, bakteriostatisch = Bakterienwachstums-Hemmung. ▌

Resistenz

Viele Bakterien entwickeln nach einer gewissen Kontaktzeit eine Resistenz gegen die Wirkstoffe des Medikamentes, so dass eine weitere Therapie wirkungslos ist. Daher sollte man vor der Behandlung ein Antibiogramm (Prüfung der Reaktion des Keimes auf verschiedene Antibiotika unter Laborbedingungen) anfertigen lassen, um eine gezielte Therapie ohne weitere Resistenzentwicklung zu ermöglichen.

Pseudomembranöse Kolitis

Bei anhaltenden Durchfällen nach Imipenem, Aztreonam und auch bei anderen Substanzen wie Clindamycin an eine pseudomembranöse Kolitis denken, die zum sofortigen Absetzen der Medikamente zwingt.

Die **pseudomembranöse Kolitis** ist eine gewebsauflösende (nekrotisierende) Entzündung des Darms, hervorgerufen durch toxinbildende Stämme des Bakteriums Clostridium difficile, einem im Darm physiologischerweise vorkommenden Keim. Es kann bis zur Darmperforation kommen.

Zuvor werden anhaltende Durchfälle mit Verschiebungen des Elektrolythaushaltes beschrieben. Therapeutisch kommt sofortiges Absetzen des Medikamentes und in schweren Fällen die Gabe von Vancomycin in Betracht.

▌ Vancomycin ist ein Antibiotikum, das bei pseudomembranöser Kolitis eingesetzt wird. ▌

27.1.1 Penicilline

Penicillin war das erste Antibiotikum. Es wurde 1929 von Sir Alexander Fleming in London aus Schimmelpilzen isoliert. Mit dem Penicillin begann die Ära der Antibiotika. Durch geeignete chemische Veränderungen kann eine Vielzahl weiterer synthetischer oder halbsynthetischer Penicilline gewonnen werden.

Applikationen
- Oral (per os)
- Parenteral (intravenös).

Das ursprüngliche Penicillin wird bei oraler Gabe durch die Magensäure zerstört und muss daher parenteral injiziert werden. Die heutigen oral wirksamen Penicilline sind säurestabil.

Wirkung
Penicilline hemmen die Funktion des Enzyms Transpeptidase. Dadurch wird die Zellwandsynthese der Bakterien gestört. Die Zellwand verformt sich und löst sich schließlich auf.

▌ Penicillin hemmt die Zellwandsynthese der Bakterien. ▌

Nebenwirkungen
Penicilline sind nebenwirkungsarm. Häufigste Nebenwirkungen sind:
- Allergien (Hautjucken, Quaddelbildung, selten anaphylaktischer Schock).

▌ Penicilline sind nebenwirkungsarm, größte Gefahr ist die Penicillinallergie. ▌

Kontraindikation
- Bekannte Allergie.

▌ Vor Penicillin-Gabe nach früheren allergischen Reaktionen fragen. ▌

β-Laktamasen

Einige Bakterien bilden Enzyme (sog. β-Laktamasen), die die Antibiotika durch Veränderung des Laktamringes inaktivieren. Der Laktamring ist Teil der chemischen Struktur der Penicilline und Cephalosporine. Die Entwicklung penicillinasefester Antibiotika machten die Penicilline gegen diesen Mechanismus unempfindlich. Auch eine Kombination mit β-Laktamase-Hemmern (z.B. Clavulansäure) verhindert die Inaktivierung.

❚ β-Laktamasen können Antibiotika in ihrer Wirkung inaktivieren. ❚

Penicilline ohne Penicillinase-Festigkeit

Pharmakon (parenteral)
- Benzylpenicillin (Penicillin G), z.B. Penicillin Grünenthal Mega®.

Pharmaka (oral)
- Phenoxymethylpenicillin (Penicillin V), z.B. Arcasin®, Isocillin®, Megacillin®
- Propicillin, z.B. Baycillin®.

Indikationen
- Gram-positive Kokken (Streptokken, Pneumokokken)
- Gram-negative Kokken (Meningokokken, Gonokokken).

Penicilline mit Penicillinase-Festigkeit

Bei diesen Medikamenten ist die Struktur des Penicillins vor der Inaktivierung durch die β-Laktamase-Enzyme geschützt. Hauptindikation sind die Infektionen mit Penicillinase bildenden Staphylokokken.

Pharmaka
- Flucloxacillin, z.B. Staphylex®
- Oxacillin, z.B. Stapenor®.

Indikation
- Gram-positive Kokken (Staphylokokken, z.B. Endoprothesen-Chirurgie).

❚ Bei Staphylokokkeninfekt: Therapie möglichst mit Penicillinase-festen Penicillinen. ❚

Breitspektrum-Penicilline

Gruppe von Penicillinen mit erweitertem Wirkspektrum sowohl bei gram-positiven als auch gram-negativen Keimen. Durch Kombination mit Laktamase-Hemmern (z.B. Clavulansäure) wird das Wirkspektrum noch breiter.

Pharmaka
- Ampicillin, z.B. Binotal®
- Amoxicillin, z.B. Amoxypen®
- Amoxicillin plus Clavulansäure, z.B. Augmentan®
- Mezlocillin, z.B. Baypen®.

Indikationen
- Haemophilus influenzae, Salmonella typhi, Shigellen
- Escherichia coli, Enterobacter, Proteus, Pseudomonas (Azlocillin)
- Heliobacter-pylori-Sanierung bei Ulcus ventriculi (Amoxicillin + Omeprazol).

27.1.2 Cephalosporine

Cephalosporine sind nahe Verwandte des Penicillins. Sie leiten sich ebenfalls von den Schimmelpilzen ab.

Wirkung
Cephalosporine hemmen den Aufbau der Bakterienwand (bakterizide Wirkung). Die chemische Struktur ähnelt der der Penicilline.

Pharmaka (oral)
- Cefalexin, z.B. Cefalex-ct®
- Cefaclor, z.B. Panoral®
- Cefuroxim, z.B. Elobact®.

Pharmakon (parenteral) ohne β-Laktamase-Stabilität
- Cefazolin, z.B. Elzogram®.

Pharmaka (parenteral), mit erhöhter β-Laktamase-Stabilität
- Cefotaxim, z.B. Claforan®
- Cefotiam, z.B. Spizef®
- Cefuroxim, z.B. Zinacef®
- Cefoxitin, z.B. Mefoxitin®
- Ceftazidim, z.B. Fortum®
- Ceftriaxon, z.B. Rocephin®.

Indikationen
- Escherichia coli (Cefotaxim, Cefoxitin)
- Haemophilus influenzae, Proteus (Cefuroxim)
- Neisseria gonorrhoeae, Staph. aureus (Cefotiam)
- Pseudomonas aeruginosa (Ceftazidim).

Nebenwirkungen
- Allergie
- Blutgerinnungsstörungen (Cefmenoxim, Cefamandol)
- Gastrointestinale Störungen.

Kontraindikationen
- Allergie
- Nierenfunktionsstörungen.

Besonderes
Bei der perioperativen **Single-Shot-Prophylaxe** wird direkt vor einem Eingriff an einem großen Gelenk oder an der Wirbelsäule eine Einmaldosis Antibiotikum verabreicht. Das postoperative Infektionsrisiko wird damit deutlich verringert. Gegeben wird z.B. Cefazolin.

27.1.3 Sulfonamide und Trimethoprim

Sulfonamide sind Chemotherapeutika, da sie nicht von Mikroorganismen, sondern voll synthetisch hergestellt werden.

Wirkung
Sie stören über eine kompetitive Hemmung die Synthese der Folsäure, die von Bakterien zur Synthese von DNS und RNS benötigt wird. Trimethoprim greift in einem zeitlich späteren

KAPITEL 29
Infusionstherapie

Die intravenöse Infusionstherapie dient zur Wasser-, Elektrolyt-, Blut- und Substratzufuhr. Auch Arzneistoffe, wie z.B. Dopamin, oder Antibiotika und Diagnostika, wie z.B. Kontrastmittel, können als Infusion verabreicht werden. Die Infusionslösungen werden über Verweilkanülen oder zentrale Venenkatheter infundiert. Um die Infusionslösungen zeitlich genau zu dosieren, werden Dosiergeräte verwendet. Bei einer langfristigen Infusionstherapie ist die genaue Bilanzierung der Flüssigkeitszufuhr und -ausscheidung notwendig.

29.1 Verteilung von Wasser und Elektrolyten im Körper

29.1.1 Flüssigkeitsräume im Körper

Das Gesamtkörperwasser beträgt bei einem gesunden erwachsenen Mann rund 60% der Körpermasse. Es verteilt sich auf verschiedene Flüssigkeitsräume (Flüssigkeitskompartimente) im Körper. Zwei Drittel des Gesamtkörperwassers befinden sich in den Körperzellen (Intrazellulärraum), ein Drittel außerhalb der Körperzellen (Extrazellulärraum). Der Extrazellulärraum gliedert sich in den Zwischenraum (Interstitium), in dem Bindegewebe, Nerven und Gefäße liegen, und in die Blutgefäße (intravasaler Raum) auf. Im intravasalen Raum befinden sich rund 5 l Flüssigkeit.

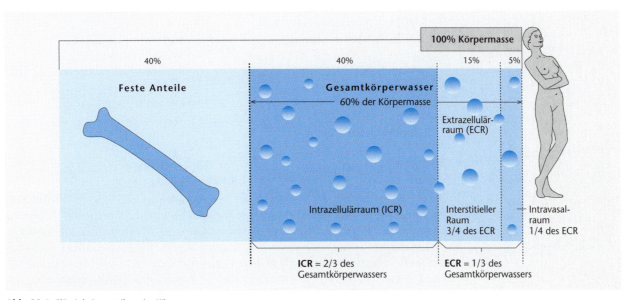

Abb. 29.1 Flüssigkeitsverteilung im Körper.

29.1.2 Flüssigkeitsverteilung zwischen den Kompartimenten

Die Kompartimente sind durch Zell- und Basalmembranen voneinander getrennt. Wasser kann die Membranen ungehindert passieren, die im Körperwasser gelösten Teilchen (Elektrolyte) dagegen nicht. Zu den Elektrolyten zählen Natrium-, Kalium-, Kalzium-, Magnesium- und Chloridionen, Bicarbonat, Proteine, Phosphat, organische Säuren und Sulfat. Die Membranen sind für die Elektrolyte nur halbdurchlässig (semipermeabel) und besitzen verschiedene Pumpmechanismen zum Hin- und Hertransport der Elektrolyte. Deshalb ist es möglich, dass im Intra- und Extrazellulärraum unterschiedliche Elektrolytkonzentrationen anzutreffen sind: Beispielsweise sorgt die **Natrium-Kalium-Pumpe** dafür, dass im Intrazellulärraum Kaliumionen, im Extrazellulärraum Natriumionen überwiegen.

Osmotischer Druck

Durch die semipermeable Zellmembran besteht zwischen verschiedenen Kompartimenten ein Konzentrationsunterschied der gelösten Teilchen. Wasser diffundiert (drückt) in den Raum mit der höheren Teilchenkonzentration, um den Unterschied auszugleichen. Dieser Druck wird osmotischer Druck genannt.

Onkotischer Druck (kolloidosmotischer Druck)

Auch zwischen den Gefäßkapillaren und dem Interstitium besteht ein Konzentrationsunterschied der gelösten Teilchen. Die Basalmembran der Kapillaren ist semipermeabel: Für kleine Moleküle ist sie durchlässig, für große Moleküle, wie Proteine (z.B. Albumin), nicht. Das Wasser ist aber auch hier bestrebt, den Konzentrationsunterschied auszugleichen. Dieser Druck wird analog zum osmotischen Druck „onkotischer" bzw. „kolloidosmotischer" Druck genannt.

Osmolarität und Osmolalität

Die osmotische Wirkung der Körperflüssigkeiten wie auch der Infusionslösungen hängt von der Zahl der in ihr gelösten Teilchen ab.
- Die **Osmolarität** bezeichnet die Konzentration gelöster Teilchen pro Liter (Einheit: osmol/l)
- Die **Osmolalität** bezeichnet die Konzentration gelöster Teilchen pro Kilogramm (Einheit: osmol/kg).

Die Osmolalität von Blutplasma oder Serum wird hauptsächlich durch Elektrolyte, Glukose und Harnstoff bestimmt und liegt normalerweise zwischen 280 und 296 osmol/kg.

29.1.3 Regulierung der Menge des Gesamtkörperwassers

Die Menge des Gesamtkörperwassers hängt vom Natriumgehalt des Körpers ab. Mit Essen und Trinken wird dem Körper Natrium und Wasser zugeführt. Die Ausscheidung erfolgt vor allem über den Harn, aber auch über Schweiß und Atmung. Mit Hilfe des Renin-Angiotensin-Aldosteron-Systems und anderer Mechanismen kann der Körper die Natrium- und Wasserausscheidung nach Bedarf steigern oder verringern. Dabei ist zu beachten, dass nur die Flüssigkeitsmenge des Extrazellulärraums über die Zurückhaltung oder Ausscheidung von Natrium im Harn gesteuert werden kann. Die Flüssigkeitsmenge des Intrazellulärraums kann nicht aktiv reguliert werden, sie ist von der Flüssigkeitsmenge im Extrazellulärraum abhängig.

29.1.4 Störungen des Flüssigkeits- und Elektrolythaushaltes

Beispielsweise hoher Blutverlust oder Erkrankungen mit Fieber bewirken einen Verlust von Flüssigkeit und Veränderungen der Flüssigkeitszusammensetzung. Da die verschiedenen Kompartimente permanent im Austausch miteinander stehen, führen Veränderungen im Extrazellulärraum auch zu Veränderungen im Intrazellulärraum. Durch intrazelluläre Veränderungen können die Körperzellen funktionsunfähig werden und sogar absterben.

Mit einer Infusionstherapie können ein Flüssigkeitsverlust behoben und Veränderungen der Flüssigkeitszusammensetzung beseitigt werden. Infusionen sind vor allem dann indiziert, wenn der Patient auf oralem Wege nichts zu sich nehmen kann oder darf, z.B. bei Bewusstlosigkeit, Operationen, Erkrankungen des Magen-Darm-Traktes oder Schock.

Indikationen für eine Infusionstherapie
- Flüssigkeitsmangel
- Notwendigkeit einer parenteralen Ernährung
- Ausgleich von Störungen des Säure-Basen-Haushalts
- Kontinuierliche Gabe von Medikamenten.

29.2 Infusionslösungen zum Ausgleich von Wasser- und Elektrolytstörungen

Zum Ausgleich von Wasser- und Elektrolytstörungen stehen verschiedene Infusionslösungen zur Verfügung, die sich in ihrer Elektrolytzusammensetzung unterscheiden. Bei einer Vollelektrolytlösung entspricht die Elektrolytzusammensetzung derjenigen im Blut. Bei Zweidrittel- und Halbelektrolytlösungen ist der Natriumgehalt im Vergleich zum Blut auf zwei Drittel oder die Hälfte verringert.

Vorsicht: Zweidrittellösungen enthalten viermal soviel Kalium wie Blut.

Pharmaka
- Vollelektrolytlösung, z.B. Jonosteril®
- Zweidrittelelektrolytlösung, z.B. Jonosteril® Na 100
- Halbelektrolytlösung, z.B. Tutofusin® HG 5
- Kaliumfreie Elektrolytlösungen, z.B. isotone Kochsalzlösung 0,9% Braun®.

Indikationen
- Flüssigkeits- und Elektrolytersatz
- Kurzfristiger Volumenersatz.

❚ Der Flüssigkeits- und Elektrolytersatz muss immer dem Bedarf im Einzelfall angepasst werden. ❚

Wirkung
- Ausgleich von Flüssigkeits- und Elektrolytstörungen.

Nebenwirkungen
- Überwässerung des Körpers, Ödembildung
- Elektrolytstörungen
- Herzrhythmusstörungen bei zu schneller Infusion von kaliumhaltigen Infusionslösungen.

Kontraindikationen
Generelle Kontraindikationen können nicht genannt werden. Es ist im Einzelfall zu prüfen, ob sich unter Berücksichtigung des Wasser-, Elektrolyt- und Säuren-Basen-Haushaltes eine Kontraindikation für bestimmte Elektrolyte wie Natrium, Kalium oder Kalzium ergibt. Be-

sondere Vorsicht ist bei Ausscheidungsstörungen, z.B. bei einer Niereninsuffizienz, und Exsikkose nötig.

Besonderes
Infusionslösungen mit hohem Kaliumgehalt können Herzrhythmusstörungen auslösen, wenn sie zu schnell infundiert werden. Die vom Arzt verordnete Tropfgeschwindigkeit ist unbedingt einzuhalten!

❚❚ Kaliumhaltige Infusionslösungen langsam einlaufen lassen, da sonst die Gefahr von Herzrhythmusstörungen besteht. ❚❚

29.3 Infusionslösungen zur parenteralen Ernährung

Wenn Patienten keine Nahrung zu sich nehmen können oder dürfen, müssen sie parenteral ernährt werden. Hierzu stehen die verschiedenen Nahrungsbestandteile Kohlenhydrate, Aminosäuren, Fette, Mineralien und Vitamine in Form von Infusionslösungen zur Verfügung. Der individuelle Bedarf an diesen Nährstoffen muss genau berechnet werden. Daher sind regelmäßige Blutuntersuchungen (z.B. Blutzuckerspiegel, Elektrolytkonzentrationen, Blutfettwerte) zur Kontrolle notwendig.

Pharmaka
- Kohlenhydratlösungen, z.B. Glucose 20 Braun®
- Aminosäurelösungen, z.B. Aminosteril® KE
- Fettemulsionen, z.B. Intralipid® 10.

Indikationen
- Nach Operationen und bei Verletzungen und Entzündungen im Magen-Darm-Trakt
- Schwere Allgemeinerkrankungen.

Wirkung
- Ausgleich des Bedarfs an Kohlenhydraten, Aminosäuren, Fetten, Mineralien und Vitaminen.

Nebenwirkungen
- Hypertriglyzeridämien (Fettemulsionen)
- Anstieg der Blutglukosekonzentration (Kohlenhydratlösungen).

Kontraindikationen
- Überwässerung, Insulinmangel (Kohlenhydratlösungen)
- Überwässerung, Aminosäuren-Stoffwechselstörungen (Aminosäurelösungen)
- Störungen des Fettstoffwechsels, Schock, Postaggressionssyndrom (Fettemulsionen).

29.4 Infusionslösungen zum Ausgleich von Störungen im Säure-Basen-Haushalt

Störungen im Säure-Basen-Haushalt sind relativ häufig. Der normale pH-Wert des Blutes liegt zwischen 7,36 und 7,44. Bei pH-Werten unter 7,36 sind zu viele Säureäquivalente im Blut (**„Azidose"**). Bei pH-Werten über 7,44 sind zu viele Basenäquivalente im Blut (**„Alkalose"**). Ursache einer Azidose oder Alkalose können Störungen im Atemsystem (**respiratorische Störungen**), Stoffwechsel- oder Nierenfunktionsstörungen (**metabolische Störungen**) sein. Eine respiratorische Azidose oder Alkalose wird durch eine Verbesserung der Atemfunktion behandelt. Bei einer metabolischen Azidose oder Alkalose muss in erster Linie die Grundkrankheit (z.B. Schock) behandelt werden. Nur bei schweren metabolischen Entgleisungen werden Pufferlösungen infundiert.

Pharmakon
- Infusion mit Natriumbicarbonat.

Indikation
- Schwere metabolische Azidose.

Pharmakon
- Infusion mit Kalium, selten mit Argininhydrochlorid oder HCL-Lösung.

Indikation
- Metabolische Alkalose.

Wirkung
- Ausgleich des Säuren- oder Basenüberschusses.

Nebenwirkungen
- Die Infusion mit Natriumbicarbonat kann z.B. zu Herzrhythmusstörungen, Tetanie und Volumenbelastung des Kreislaufs mit Gefahr von Herzinsuffizienz und Lungenödem führen
- Herzrhythmusstörungen bei zu schneller Infusion von kaliumhaltigen Infusionslösungen.

Kontraindikation
- Generelle Kontraindikationen können nicht genannt werden. Es muss im Einzelfall immer geprüft werden, ob sich unter Berücksichtigung des Wasser-, Elektrolyt- und Säure-Basen-Haushaltes eine Kontraindikation für bestimmte Elektrolyte ergibt. Besondere Vorsicht ist bei Ausscheidungsstörungen (z.B. Niereninsuffizienz, Anurie) und Exsikkose nötig.

29.5 Infusionslösungen und Bluttransfusionen zum Volumenersatz

Ein akuter Flüssigkeitsmangel kann z.B. bei größeren Blutverlusten oder schwerem Erbrechen/Durchfällen auftreten. Bei Blutverlusten gehen alle im Blut gelösten Teilchen einschließlich der roten und weißen Blutkörperchen verloren, bei Erbrechen und Durchfall kommt es zu Wasser- und Elektrolyt-Verlusten. Der Flüssigkeitsersatz richtet sich daher immer nach der Art des Flüssigkeitsmangels. Da die Flüssigkeiten im intravasalen Raum und Interstitium ständig miteinander im Austausch stehen, sind meist beide Räume von einem Flüssigkeitsverlust betroffen. Dies ist bei der Wasser- und Elektrolytsubstitution bzw. bei Bluttransfusionen zu berücksichtigen.

Zeichen für einen Flüssigkeitsmangel (Dehydratation)
- Trockene Schleimhäute
- Verminderte Schweißproduktion
- Langsames Verstreichen von Hautfalten, stehende Hautfalten.

Pharmaka
- Elektrolytlösungen
- Plasmaersatzmittel auf der Basis von Gelatine, Dextran, Hydroxyethylstärke, z.B. Haemaccel®, Macrodex®, HAES®
- Plasmaeiweiße, z.B. Biseko®
- Blut.

Indikationen
- Kleine Blutverluste bis 1000 ml und Elektrolyt- und Flüssigkeitsverluste bei Erbrechen/Durchfall oder übermäßigem Schwitzen (Elektrolytlösungen)
- Größere Blutverluste (Plasmaersatzmittel, Plasmaeiweiße, Blut)
- Plasmaverluste bei Verbrennungen (Plasmaeiweiße).

Wirkung
- Ausgleich von Blut- oder Flüssigkeitsverlusten.

Nebenwirkungen
- Elektrolytstörungen
- Überwässerung des Körpers, Ödembildung
- Anaphylaktischer Schock (Plasmaersatzmittel)
- Langanhaltender, aber reversibler Juckreiz (Stärkederivate, z.B. HAES®)
- Allergische Reaktionen (Plasmaeiweiße)
- Infektion mit Hepatitis-, HIV- und anderen Viren (Plasmaeiweiße, Blut).

Kontraindikation
- Bekannte Allergie (Plasmaersatzmittel).

Besonderes
Vor einer Bluttransfusion muss in Kreuzproben überprüft werden, ob Spenderblut und Empfängerblut zusammenpassen.

KAPITEL 30 Dermatika

Die Haut ist das größte menschliche Organ. Sie gliedert sich in:
- Oberhaut (**Epidermis**) – Grenze zur Umwelt; erneuert sich etwa alle 27 Tage; im unteren Bereich bildet sie laufend neue Zellen, die auf ihrem Weg zur Oberfläche verhornen und schließlich als Hornplättchen abschilfern
- Lederhaut (**Corium**) – enthält Blutgefäße, Nerven und Bindegewebe und ernährt die Epidermis; hier befinden sich Haarfolikel, Talg- und Schweißdrüsen
- Unterhaut (**Subcutis**) – besteht vor allem aus Fettzellen und Kollagenfasern.

Die Haut hat zwei wichtige Funktionen:
- Schutz vor mechanischer (z.B. Stoß, Schnitt), chemischer (z.B. Säuren), physikalischer (z.B. Hitze, Kälte, Strahlung) Belastung, vor Wasserverlust und vor Infektionen
- Tast-, Temperatur- und Schmerzsinn.

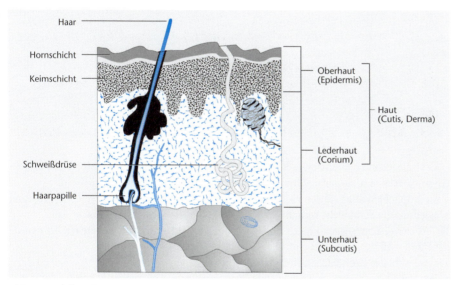

Abb. 30.1 Aufbau der Haut.

30.1 Dermatika-Grundlagen

Bei Dermatika spielen die Grundlagen, in die der Arzneistoff eingearbeitet ist, eine große Rolle. Die Grundlage selbst kann bereits Wirkungen auf der Haut entfalten (➤ Tab. 30.1).

❚❚ Die Grundlage des Dermatikums ist genauso wichtig wie der Wirkstoff. ❚❚

Zubereitungen, die sehr viel Wasser enthalten, trocknen die Haut aus. An der Oberfläche der Haut verdunstet das Wasser aus der Zubereitung und auch hauteigenes Wasser verdunstet verstärkt. Fettbindende Substanzen, wie Harnstoff und Aminosäuren, werden aus der Haut herausgelöst. Fettende Grundlagen hingegen verhindern, dass zuviel Wasser an der Haut verdunstet und schützen so vor Austrocknung. Durch ihre Kühlwirkung (Verdunstungskälte) wirken wässrige Grundlagen auch entzündungshemmend und juckreizstillend.

Tab. 30.1 Zusammensetzung und Wirkung von Dermatika-Grundlagen.

Grundlage	Zusammensetzung	Wirkung
Feuchte Umschläge	Umschläge mit Tee oder anderen wässrigen Lösungen	Kühlend, erweichend
Fette Öle	Natürliche pflanzliche Öle	Fettend
Hydrophile Suspensionen/Schüttelmixturen	Wässrige Flüssigkeit, in der ein Pulver verteilt ist („Flüssige Puder")	Austrocknend, kühlend
Ölige Suspensionen	Ölige Flüssigkeit, in der ein Pulver verteilt ist, z.B. Zinkoxid-Öl	Erweichend, separierend
O/W-Emulsionen/Lotionen	Flüssigkeit mit einer wässrigen äußeren Phase, die Fetttröpfchen enthält	Kühlend, entquellend
W/O-Emulsionen	Flüssigkeit mit einer öligen äußeren Phase, die Wassertröpfchen enthält	Fettend
Hydrogele	Mit Verdickungsmitteln gequollene Flüssigkeit	Gut kühlend, stark austrocknend
O/W-Cremes	Halbfeste Grundlage (außen wässrig, innen fettig)	Kühlend, entquellend
W/O-Cremes	Halbfeste Grundlage (außen fettig, innen wässrig)	Fettend
Wasseraufnehmende Salben	Halbfeste, wasserfreie, fettige Grundlage, die Wasser aufnehmen kann	Fettend
Hydrophobe Salben	Halbfeste, wasserfreie, fettige Grundlage, die kein Wasser aufnehmen kann	Okkludierend, quellend, fettend
Pasten	Halbfeste Grundlage, die größere Mengen Pulver enthält	Austrocknend, separierend, abdeckend
Puder	Feste, pulverförmige Grundlage	Austrocknend, schwach kühlend, abdeckend

Grundlagen mit hohem Feststoffanteil, wie Suspensionen und Pasten, können Hautschichten separieren, d.h. sie verhindern, dass Hautschichten aneinander reiben.

Hydrophobe Salben führen zu einem Okklusionseffekt (Abdichtung der Haut). Da kein Wasser aus der Haut mehr verdunsten kann, quillt die Hornschicht und weicht auf.

❚❚ Wässrige Grundlagen kühlen und trocknen aus, fettige Grundlagen helfen bei trockener Haut. ❚❚

Die Auswahl der Grundlagen hängt ab von:
- Hauttyp (fettige Haut – austrocknende Grundlagen wie Gele oder O/W-Emulsionen; trockene Haut – fettige Grundlagen)
- Zustand der Haut (akute, nässende Erkrankung – wässrige Grundlagen; chronische, schuppende Zustände – fettigere Grundlagen)
- Art der vorliegenden Erkrankung (Eigenwirkung ausnutzen, z.B. Kühlwirkung bei Juckreiz).

30.2 Wirkstoffe in Dermatika

Die lokale Therapie steht bei Hautkrankheiten im Vordergrund. Eine systemische Behandlung erfolgt bei schwerwiegenden Hautkrankheiten und großen, erkrankten Hautflächen.

Bei der Therapie von Hautkrankheiten kommen vor allem folgende Wirkstoffgruppen zum Einsatz:
- Glukokortikoide (entzündungshemmend, juckreizstillend, immunsupressiv)
- Antihistaminika vor allem bei Quaddeln (Urtikaria)

- Antiinfektiva bei Hautinfektionen, Akne und Wunden
- Antipsoriatrika bei Psoriasis
- Aknetherapeutika bei Akne
- Arzneimittel zur Behandlung von Wunden (fördern des Abheilen oder zur Beseitigung der Wundbeläge).

30.3 Wundversorgung

Bei Wunden ist der Zusammenhang der Haut und häufig der darunterliegenden Gewebe zerstört.

Wundreinigung
- Beseitigung von Fremdkörpern, Keimen, Gewebetrümmern und Nekrosen (mechanischen Reinigung: evtl. Wundspülung mit Ringer-Lösung, ggf. chirurgische Wundversorgung)
- Desinfektion der Wunde mit Antiseptika, z.B. Povidon-Jod
- Alle Materialien, die in Kontakt mit der Wunde kommen können, wie z.B. Wundauflagen und Instrumente, müssen steril sein
- Hände mit einem alkoholischen Handdesinfektionsmittel desinfizieren, zusätzlich sterile Einmalhandschuhe anziehen

❚ Immer aseptisches Arbeiten bei der Wundversorgung. Ein großer Teil der Wundinfektionen wird durch Manipulation beim Verbandwechsel ausgelöst. ❚

Wundverband
- Abdecken der Wunde mit Wundauflagen, die steril sind
- Je nach Art der Wunde auch Wundauflagen, die eine feuchte Wundheilung begünstigen, z.B. Hydrogelverbände.

KAPITEL 31

Pia Steinfartz

Fallbeispiel mit Aufgaben

1 Der Fall

Fallbeispiel: Frau Engel

Frau Elisabeth Engel (68 Jahre alt, 1,65 m groß, 89 kg Körpergewicht) wurde gegen 9:00 Uhr durch den vom Ehemann verständigten Notdienst in die Klinik gebracht. Herr Engel hatte den Notarzt verständigt, weil seine Frau am Morgen nicht mehr auf seine Ansprache reagierte.
Bei der Aufnahme wurde eine Herzfrequenz von 120 Schlägen/Minute und ein Blutdruck von 90/60 mm Hg festgestellt. Der Blutzucker lag bei 800 mg/dl, Frau Engel war nicht ansprechbar, sie reagierte verzögert mit Abwehrbewegungen auf taktile Reize. Ihre schuppige Haut fühlte sich warm an und ihre Schleimhäute waren trocken. Bei der körperlichen Untersuchung wurde eine gerötete nässende Wunde am rechten Großzeh festgestellt.
Herr Engel traf kurze Zeit nach dem Notarzt in der Klinik ein. Er berichtete, dass seine Frau schon seit fünf Jahren an Diabetes mellitus Typ II leidet und jeden Morgen 1 Tablette Amaryl®1 und abends 1 Tablette Metformin® 500, die sie gut verträgt, einnimmt. Die morgendliche Tabletteneinnahme erfolgt laut Herrn Engel regelmäßig, die Tablette am Abend wird mitunter auch mal vergessen. Die Erkrankung seiner Frau hat auf das Familienleben keinen Einfluss gehabt. Sie koche nach wie vor sehr gerne und gut und zum Wochenende habe er wie gewohnt gemeinsam mit ihr den selbst gebackenen Kuchen genossen. „Eigentlich habe ich an den Diabetes schon gar nicht mehr gedacht", berichtet Herr Engel, „doch seit einigen Tagen ging es meiner Frau immer schlechter." Zunächst hatte es mit Appetitlosigkeit begonnen, welche Frau Engel auf die sommerlichen Temperaturen zurückführte. Das häufige „Wasserlassen" erklärte sie sich mit dem großen Durst, den sie ihrer Meinung nach durch die Witterung entwickelt hatte. Vor zwei Tagen hatte sich seine Frau noch über die Wunde am rechten Zeh gewundert, die sie durch Zufall beim Baden entdeckt hatte.
Über einen Arztbesuch hatten sie zwar gesprochen, doch „was alleine kommt, geht auch alleine weg", habe seine Frau dazu gesagt. Überhaupt geht sie nur ungern zum Arzt, berichtete ihr Mann. Beim letzten Besuch hat er sogar von Insulinspritzen gesprochen, was seine Frau überhaupt nicht hören wollte.
Im Rahmen der stationären Aufnahme bekam Frau Engel einen zentralvenösen Jugulariskatheter rechts gelegt. Weiterhin wurden angeordnet: 1500 ml Jonosteril/24 Std., Insulinperfusor (40 I. E. Altinsulin ad 50 ml Na CL 0,9%) Stufe 10, 7500 I.E. Heparin s. c. sowie eine Flüssigkeitsbilanzierung alle vier Stunden. Hierzu wurde der Patientin ein Blasendauerkatheter CH 18 gelegt.

2 Aufgaben zum Fallbeispiel

Themenbereich 1
1. Formulieren Sie vier Pflegeprobleme von Frau Engel.
2. Welche Pflegeprobleme stehen im Zusammenhang mit der schlechten Compliance (Patientenmitarbeit) von Frau Engel?
3. Erläutern Sie das Krankheitsbild des Diabetes mellitus Typ II.
4. Welche Spätfolgen kann ein schlecht eingestellter Diabetes mellitus haben?
5. Welches sind die Grundsätze der Therapie eines diabetischen Komas bei Diabetes mellitus Typ II?
6. Beschreiben Sie die unterschiedlichen Wirkungsweisen der beiden oralen Antidiabetika, die Frau Engel verordnet bekommen hat.
7. Welche Wirkungen hat Insulin?

8. Welche Vorteile könnte eine Insulintherapie für Frau Engel im Vergleich zu ihrer derzeitigen Medikation haben?
9. Beschreiben Sie stichpunktartig drei Arten von Insulin, die bei der Therapie eines Diabetes mellitus eingesetzt werden.
10. Warum ist bei Frau Engel die Heparininjektion indiziert?

Themenbereich 2
11. Formulieren Sie zu Ihren oben aufgeführten Pflegeproblemen entsprechende Pflegeziele und ordnen Sie diesen jeweils eine Pflegemaßnahme mit Erläuterung zu.
12. Wie können Sie ihre Ziele überprüfen?

Themenbereich 3
13. Nennen und beschreiben Sie vier Beratungsinhalte, die für Frau Engel und ihren Mann, nach Besserung ihres Gesundheitszustandes, notwendig sind?
14. Wie kann Frau Engel motiviert werden, die ärztliche Therapie, besonders die diätetischen Maßnahmen, besser einzuhalten?
15. Erklären Sie Frau Engel, wie Amaryl® und Metformin® ihren Gesundheitszustand verbessern können, wenn sie regelmäßig genommen werden.
16. Wie können Sie Frau Engel ihre Angst vor einer Insulintherapie nehmen?
17. Beschreiben Sie drei Pflegeziele und Pflegemaßnahmen für die nächsten fünf Tage des stationären Aufenthalts.

3 Erwartungshorizont

Fragen aus Themenbereich 1

1 Formulieren Sie vier Pflegeprobleme von Frau Engel.
Mögliche Pflegeprobleme:
- Frau Engel kann ihre Bedürfnisse nicht äußern, aufgrund der eingeschränkten Bewusstseinslage im Zusammenhang mit der Hypovolämie bedingt durch Hyperglykämie
- Frau Engel kann die ATLs nicht selbst durchführen/Frau Engel kann ihre Selbstfürsorge nicht durchführen aufgrund der eingeschränkten Bewusstseinslage im Zusammenhang mit der Hypovolämie bedingt durch Hyperglykämie
- Gefahr der Herzrhythmusstörungen aufgrund des Kaliumverlustes
- Gefahr der Aspiration aufgrund der eingeschränkten Bewusstseinslage
- Gefahr der Thrombose aufgrund der Immobilität und Hypovolämie
- Soor- und Parotitisgefahr aufgrund der Nahrungskarenz und trockenen Schleimhäute
- Gefahr des Dekubitus aufgrund der Immobilität sowie der Hypotonie
- Gefahr der Pneumonie aufgrund der Immobilität
- Gefahr der Obstipation aufgrund der Hypovolämie sowie Immobilität
- Frau Engel hat einen erhöhten Flüssigkeitsbedarf aufgrund des hyperosmolaren Komas
- Gefahr der Harnwegsinfektion aufgrund des liegenden Blasendauerkatheters
- Gefahr der Infektion aufgrund des Jugulariskatheters
- Gefahr der Blutzuckerentgleisung in Richtung Hypoglykämie aufgrund des laufenden Insulinperfusors
- Frau Engel hat Angst vor Insulininjektionen.

2 Welche Pflegeprobleme stehen im Zusammenhang mit der schlechten Compliance (Patientenmitarbeit) von Frau Engel?
- Frau Engel zeigt mangelnde Krankheitseinsicht evtl. aufgrund fehlender Information
- Eine der Ursachen für die Stoffwechselentgleisung von Frau Engel ist ihre mangelnde Compliance (Patientenmitarbeit)

- Stoffwechselkontrolle ist nur möglich, wenn Diät eingehalten wird und die Tabletten regelmäßig eingenommen werden. Dazu muss der Patientin der Sinn und Nutzen von Diät und Medikation verständlich gemacht werden
- Wunde am Zeh ist wahrscheinlich Folge der schlechten Stoffwechseleinstellung und muss wie ein diabetischer Fuß versorgt werden (wegen der diabetischen Neuropathie wurde die Wunde von Frau Engel nicht bemerkt)
- Blutzuckerkontrollen und Arztbesuche müssen bei Diabetes regelmäßig erfolgen, um derartige Stoffwechselentgleisungen zukünftig zu vermeiden.

3 Erläutern Sie das Krankheitsbild des Diabetes mellitus Typ II.

Der Typ-II-Diabetes ist die Folge eines relativen Insulinmangels oder einer Insulinresistenz. Bei der Insulinresistenz ist die Insulinempfindlichkeit der Zielzellen vermindert und die Insulinsekretion nach einer Mahlzeit häufig zeitlich verzögert. Durch die verminderte Wirkung des Insulins kommt es zu schwerwiegenden Veränderungen vor allem im Kohlenhydrat- und Fettstoffwechsel, die u.a. zur Schädigung von Blutgefäßen und Nerven führen. Der Blutzuckerspiegel ist dauerhaft erhöht und kann bis zum diabetischen Koma führen.

4 Welche Spätfolgen kann ein schlecht eingestellter Diabetes mellitus haben?

- Folgen der Markoangiopathie →Arteriosklerose, Koronare Herzkrankheit, Apoplex, periphere arterielle Verschlusskrankheit, Herzinfarkt
- Folgen der Mikrangiopathie →diabetische Nephropathie, diabetische Retinopathie, Katarakt, Glaukom
- Diabetische Polyneuropathie →periphere Polyneuropathie mit Sensibilitätsstörungen, Schmerzen, Impotenz bzw. Störung der Sexualfunktion, Magenentleerungsstörung, Beeinträchtigung der Darmperistaltik, Blasenentleerungsstörungen
- Diabetisches Fußsyndrom als Folge der Polyneuropathie, der Makro- und Mikroangiopathie.

5 Welches sind die Grundsätze der Therapie eines diabetischen Komas bei Diabetes mellitus Typ II?

Akutphase
- Ausgleich des Volumenbedarfs unter ZVD-Kontrolle
- Senkung des Blutzuckers durch intravenöse Gabe von Normalinsulin (stündliche Senkung des Blutzuckerspiegels maximal 100mg/dl bzw. 5,5 mmol/l), um der Gefahr eines Hirnödems entgegenzuwirken
- Kaliumzufuhr, da durch die Insulingabe vermehrt Kalium in die Zellen einströmt sowie aufgrund des Kaliumverlustes über die Niere die Gefahr von Herzrhythmusstörungen besteht. Thromboseprophylaxe mit Heparin.

Allgemeintherapie Diabetes mellitus Typ II
  - 1. Gewichtsreduktion und Steigerung der Bewegung
  - 2. Orale Antidiabetikagabe
  - 3. Subcutane Insulininjektion
  - 4. Angepasste Ernährung (Diät).

6 Beschreiben Sie die unterschiedlichen Wirkungsweisen der beiden oralen Antidiabetika, die Frau Engel verordnet bekommen hat.

- Amaryl® sorgt dafür, dass die Bauchspeicheldrüse mehr Insulin produziert. Insulin senkt den erhöhten Blutzucker.
- Metformin® verbessert den Stoffwechsel. Es sorgt dafür, dass das Insulin, das die Bauchspeichedrüse ausschüttet, besser wirken kann. Glukose gelangt dadurch besser vom Blut in die Muskelzellen und auch die Leber produziert weniger Glukose durch Metformin®.

7 Welche Wirkungen hat Insulin?

- Insulin senkt den Blutzuckerspiegel durch
  - Förderung der Glukoseaufnahme aus dem Blut in die Zellen (Glukosetransportfunktion)
  - Verstärkten Aufbau von Fett und Glykogen aus Glukose

- Insulin wirkt im Fettstoffwechsel: hemmt den Abbau von Fett
- Insulin wirkt im Eiweißstoffwechsel: fördert die Bildung von Eiweißen und hat dadurch einen wachstumsfördernden (anabolen) Effekt.

8 Welche Vorteile könnte eine Insulintherapie für Frau Engel im Vergleich zu ihrer derzeitigen Medikation haben?
- Bessere individuelle Einstellung mit Insulin
- Blutzucker kann besser reguliert werden, dadurch besteht geringeres Risiko für Langzeitschäden
- Diät muss nicht ganz so streng eingehalten werden. Wenn entsprechend gespritzt wird, darf man auch mal „sündigen".

9 Beschreiben Sie stichpunktartig drei Arten von Insulin, die bei der Therapie eines Diabetes mellitus eingesetzt werden.

Kurz wirksame Insuline
Normalinsuline (Altinsulin):
- Wirkungszeitraum: Beginn nach 15–30 Minuten bis maximal sechs Stunden
- Anwendung: akute Stoffwechselentgleisung, intensivierte konventionelle Insulintherapie, Insulinpumpentherapie.

Kurz wirksame Insulin-Analoga:
- Wirkungszeitraum: Beginn nach 10–15 Minuten bis maximal drei Stunden
- Anwendung: ähnlich dem Altinsulin.

Verzögerungsinsuline – Depotinsuline
Intermediärinsuline:
- Wirkungszeitraum: Beginn nach 30–45 Minuten bis maximal 18 Stunden
- Anwendung: Senkung des Blutzuckers über Nacht bzw. in den frühen Morgenstunden und als Bestandteil von Mischinsulinen.

Langzeitinsuline:
- Wirkungszeitraum: Beginn nach 3–4 Stunden bis maximal 28 Stunden
- Anwendung: zur Deckung des Basalbedarfs im Rahmen einer intensivierten Insulintherapie.

Mischinsuline
- Bestehen aus einer Mischung von Normal- und Verzögerungsinsulin und sind in unterschiedlichem Mischungsverhältnis erhältlich
- Anwendung: konventionelle Insulintherapie.

10 Warum ist bei Frau Engel die Heparininjektion indiziert?
Gefahr einer Thombose, entsprechend der Virchowschen-Trias:
- 1. Verlangsamte Blutströmung infolge der fehlenden Muskelpumpe durch Immobilität
- 2. Evtl. Gefäßwandveränderungen aufgrund des unzureichend eingestellten Diabetes mellitus Typ 2 bzw. Dilatation der Venen durch Immobilität
- 3. Erhöhte Gerinnungsneigung aufgrund des hochgradigen Flüssigkeitsmangels.

Fragen aus Themenbereich 2 (➤ Tab. 31.1)

11 Formulieren Sie zu Ihren oben aufgeführten Pflegeproblemen entsprechende Pflegeziele und ordnen Sie diesen jeweils eine Pflegemaßnahme mit Erläuterung zu.

12 Wie können Sie ihre Ziele überprüfen?
- Anhand der Beobachtung und Beurteilung von Frau Engel
- Mit Hilfe der Dokumentation (Pflegebericht, Verlaufskurven)
- Im Rahmen einer Pflegevisite
- Mit Hilfe von Assessmentinstrumenten, wie z.B. Norton-Skala.

Fragen aus Themenbereich 3

13 Nennen und beschreiben Sie vier Beratungsinhalte, die für Frau Engel und ihren Mann, nach Besserung ihres Gesundheitszustandes, notwendig sind?

Mögliche Beratungsinhalte sind:
- Anzeichen einer Hyper- und Hypoglykämie (➤ Tab. 31.2)
- Maßnahmen im Notfall (➤ Tab. 31.3)

Tab. 31.1 Erwartungshorizont zu Frage 11.

Pflegeproblem	Pflegeziel	Pflegemaßnahme/Beispiele
Frau Engel kann ihre Bedürfnisse nicht äußern, aufgrund der eingeschränkten Bewusstseinslage im Zusammenhang mit der Hypovolämie bedingt durch Hyperglykämie	Bewusstseinsveränderungen werden rechtzeitig erkannt	Stündliche Beobachtung der Bewusstseinslage mit Hilfe der Glasgow Coma Scale, um Therapieerfolg zu erkennen
Frau Engel kann die ATLs nicht selbst durchführen bzw. kann ihre Selbstfürsorge nicht durchführen aufgrund der eingeschränkten Bewusstseinslage im Zusammenhang mit der Hypovolämie bedingt durch Hyperglykämie	Frau Engel führt ihre ATL/Selbstfürsorge selbstständig durch	• Bei entsprechender Bewusstseinslage Frau Engel zur Durchführung der ATL/Selbstfürsorge motivieren, um Selbstständigkeit zu fördern • Frau Engel zur selbstständigen Übernahme der ATL/Selbstfürsorge anhalten
Gefahr der Blutzuckerentgleisung in Richtung Hypoglykämie aufgrund des laufenden Insulinperfusors	Nahziel: Senkung des Blutzuckerspiegels maximal um 100mg/dl pro Stunde Fernziel: Blutzuckerspiegel im Normbereich	Stündliche Kontrolle des Blutzuckers, um Therapieerfolg zu erkennen und rechtzeitig ein zu schnelles Absinken des BZ zu erkennen und Therapie anzupassen
Gefahr der Herzrhythmusstörungen aufgrund des Kaliumverlustes	Physiologische Herzaktion	• Monitorüberwachung (Puls, Atmung, O_2-Sättigung), um Herzrhythmusstörungen frühzeitig zu erkennen • Regelmäßige Kontrolle des Kaliumspiegels nach ärztlicher Anordnung
Gefahr der Aspiration	Freie Atemwege	• Lagerung von Frau Engel in Seitenlage mit leichter Überstreckung des Kopfes, um der Gefahr der Aspiration entgegenzuwirken, • Ggf. Magenablaufsonde legen
Gefahr der Thrombose aufgrund der Immobilität und Hypovolämie	Muskelpumpe wird angeregt Herabsetzung der Blutgerinnung	• Frühzeitige Mobilisation/passive Bewegungsübungen, um Muskelpumpe anzuregen • Ausstreichen der Beine, um venösen Rückstrom zu fördern • Gabe von Heparin s.c. nach ärztlicher Anordnung
Soor- und Parotitisgefahr aufgrund der Nahrungskarenz und trockenen Schleimhäute	Intakte Schleimhäute	• Regelmäßige Inspektion der Schleimhäute, um Veränderungen frühzeitig zu erkennen • 4-stdl. Mundpflege mit Tee/Mundpflegelösung, um Schleimhäute feucht zu halten

Tab. 31.1 Erwartungshorizont zu Frage 11 (Forts.).

Pflegeproblem	Pflegeziel	Pflegemaßnahme/Bespiele
Gefahr des Dekubitus aufgrund der Immobilität sowie der Hypotonie und trockenen Haut	Intakte Haut Rechtzeitiges Erkennen von Hautveränderungen	• 1 x Schicht Inspektion der Haut, um Druckstellen frühzeitig zu erkennen • 1 x Schicht Hautpflege mit Lotion, um trockene Haut geschmeidig zu halten • 2-stündliche Umlagerung zur Druckentlastung
Gefahr der Pneumonie aufgrund der Immobilität	Frau Engel atmet regelmäßig und gleichmäßig tief	• 2-stündliche Umlagerung von Frau Engel, um die regelmäßige Belüftung der Lunge zu gewährleisten • Bei klarem Bewusstsein: – frühzeitige Mobilisation – Frau Engel zum vertieften Durchatmen anhalten
Gefahr der Obstipation aufgrund der Hypovolämie sowie Immobilität	Frau Engel entleert mindestens alle 3 Tage Stuhl	• Auf ausreichende Flüssigkeitszufuhr achten, um Obstipation entgegenzuwirken • Ggf. Laktosegabe nach ärztlicher Anordnung • Bei klarer Bewusstseinslage: frühzeitige Mobilisation
Pat. hat einen erhöhten Flüssigkeitsbedarf aufgrund des hyperosmolaren Komas	Ausgeglichene Flüssigkeitsbilanz	• 4-stündliche Ein- und Ausfuhrbilanz • 4-stündliche ZVD Kontrolle, um Flüssigkeitszufuhr anzupassen
Gefahr der Infektion aufgrund des liegenden Blasendauerkatheters und Jugulariskatheters	Infektionsfreier Krankheitsverlauf	• 4-stündliche Temperaturkontrolle, um Infektion frühzeitig zu erkennen • 1 x Schicht Blasenkatheterpflege, um Infektion zu vermeiden • Regelmäßiger Verbandwechsel des Jugulariskatheters, um Infektion frühzeitig zu erkennen • Jugulariskatheter steril lagern, um Infektionsgefahr zu minimieren
Frau Engel zeigte bisher mangelnde Krankheitseinsicht, evtl. aufgrund fehlender Information	Akzeptiert chronische Erkrankung	• Aufklärung bezüglich des Zusammenhangs zwischen Ernährung, Medikamenteneinnahme und Blutzuckerspiegel, um eine Krankheitseinsicht zu bewirken und Compliance zu fördern • Zusammenhang zu bereits eingetretenen Schäden erläutern • Frau Engel über Untersuchungsergebnisse informieren
Patientin hat Angst vor Insulininjektionen	Nahziel: Frau Engel ist bereit, sich Insulin s.c. spritzen zu lassen Fernziel: Frau Engel führt die s.c. Insulingabe selbstständig durch	• Notwendigkeit der s.c. Injektion erklären • schrittweise Demonstration der s.c. Injektion • Frau Engel zieht die notwendige Insulindosis selbst auf
Infektion/schlechte Wundheilung am rechten Großzeh	Regelrechte Wundheilung	• 1 x täglich Inspektion und Verbandwechsel des rechten Großzehs • Wundversorgung entsprechend ärztlicher Anordnung

- Spezielle Maßnahmen der Körperpflege
- Besondere Hautpflege, insbesondere Fußpflege
- Regelmäßige Hautinspektion, insbesondere der Füße
- Wundversorgung
- Maßnahmen der Pediküre bei Diabetes mellitus
- Regelmäßiger Zahnarztbesuch
- Beratung hinsichtlich der Kleidung: Naturfasern bevorzugen, Kleidung nicht zu eng wählen
- Ernährungsberatung
- Arten der Kohlenhydrate
- Berechnung der BE und Fett und Eiweißbedarf pro 24 h
- Evtl. Gewichtsreduktion
- Erstellen eines Ernährungsplans in Abstimmung auf den Alltag
- Einhalten der Anzahl der Mahlzeiten
- Insulintherapie
- Wirkung des Insulins
- Umgang mit Insulin
- Injektionsorte
- Möglichkeiten der Insulininjektion (Pen, Einmalspritze)
- Durchführen einer s.c. Injektion.

14 Wie kann Frau Engel motiviert werden, die ärztliche Therapie, besonders die diätetischen Maßnahmen, besser einzuhalten?

Die Ärzte können „nur" die entstandenen Schäden durch den hohen Blutzucker wieder reparieren und die richtigen Arzneimittel verordnen. Dass Langzeitschäden und schwere Stoffwechselentgleisungen gar nicht erst auftreten, dafür ist Frau Engel selbst mit verantwortlich. Ernährungsberater und Pflegende können helfen, eine sinnvolle und schmackhafte Diät zusammenzustellen, die den gewohnten Tagesablauf nicht beeinträchtigt. Der Ehemann kann seine Frau unterstützen, indem er die für Diabetiker geeigneten Mahlzeiten teilt und seine Frau an die Einnahme ihrer Tabletten erinnert.

Tab. 31.2 Symptome bei Hypo- und Hyperglykämie.

Hypoglykämie	Hyperglykämie
• Blässe • Schweißausbruch • Unruhe • Heißhunger • Feucht, kalter Schweiß • Sprachstörungen • Zittern, Gereiztheit, Aggressivität • Ohnmachtsgefühl • Cerebrale oder neurologische Ausfälle	• Starkes Durstempfinden • Vermehrtes Wasserlassen • Schwächeanfälle • Allgemeines Unwohlsein • Appetitverlust • Trockene, exsikkierte Haut • Beschleunigte, vertiefte Atmung • Halonierte Augen • Fieber, Bauchschmerzen • Evtl. cerebrale Krampfanfälle

Tab. 31.3 Maßnahmen im Notfall.

bei Hypoglykämie	bei Hyperglykämie
• Diabetikerausweis mitführen • Mitführen und Einnahme von 1–2 BE Traubenzucker und anschließende Aufnahme von schwer zu spaltenden KH • Mitführen von Glukagon-Fertigampullen und Injektion des Glukagons, Angehörige über Symptome und Maßnahme informieren	• Auf Symptome (> Tab. 31.2) achten • Regelmäßige Bestimmung von Blutzucker und Urinzucker

Negative Folgen schlechter Compliance:
- Akute Gefahr, wenn der Blutzucker sehr hoch ist
- Langzeitschäden bei dauerhaft schlechter Stoffwechsellage wie z.B. diabetischer Fuß (den Frau Engel bereits hat), Herzinfarkt, Schlaganfall, Niereninsuffizienz und Erblindung.

Positive Erfahrungen bei guter Compliance:
- Diabetiker können sehr lange ohne gesundheitliche Probleme leben, wenn sie Diät und Medikation einhalten und regelmäßig zum Arzt gehen
- Auch die Familie profitiert vom guten Gesundheitszustand der Patientin und von der gesünderen Kost
- Durch verbesserte Ernährung kann auch das Gewicht reduziert werden. Bei den meisten Diabetikern verbessern sich dadurch ihre Werte.

15 Erklären Sie Frau Engel, wie Amaryl® und Metformin® ihren Gesundheitszustand verbessern können, wenn sie regelmäßig genommen werden.
Frau Engel wird auf folgende Punkte hingewiesen:
- Besonders morgens ist bei vielen Diabetikern der Blutzucker erhöht und steigt dann nach dem Frühstück weiter stark an. Die Tablette am Morgen (Amaryl®) sorgt dafür, dass die erhöhten Werte absinken. Deshalb sollte sie vor dem Frühstück eingenommen werden. Da die Tablette sehr lange wirkt, muss sie nur einmal eingenommen werden. Der Blutzucker ist dadurch tagsüber nicht erhöht
- Die Tablette am Abend (Metformin®) verbessert den Stoffwechsel. Bei Typ-II-Diabetikern ist der „Zucker-Stoffwechsel" gestört. Das Insulin ist zwar noch vorhanden, kann aber nicht richtig wirken. Metformin® sorgt dafür, dass das Insulin den Zucker besser auch dem Blut in die Muskelzellen transportieren kann. Über Nacht produziert der Körper zusätzlich mehr Glukose. Metformin® am Abend eingenommen senkt dadurch auch den morgendlichen Nüchternblutzucker
- Beide Medikamente sorgen, wenn sie regelmäßig und zur richtigen Zeit eingenommen werden, dafür, dass der Blutzucker im Normbereich bleibt. Dadurch werden Folgeschäden des Diabetes vermieden.

16 Wie können Sie Frau Engel ihre Angst vor einer Insulintherapie nehmen?
- Frau Engel erklären, dass durch die bessere individuelle Einstellung mit Insulin die Blutzuckerwerte besser sind und weniger Langzeitschäden auftreten
- Frau Engel erklären, dass Insulin weniger Nebenwirkungen verursacht als orale Arzneimittel
- Frau Engel den Vorteil erklären, dass, sobald sie sicher mit der Insulintherapie umgehen kann und die Reaktionen ihres Körpers kennt, sie die Mahlzeiten individueller gestalten kann als vorher
- Verwendung von sehr feinen Nadeln, so dass der Einstich kaum Schmerzen verursacht.

17 Beschreiben Sie drei Pflegeziele und Pflegemaßnahmen für die nächsten fünf Tage des stationären Aufenthalts.
- Frau Engel übernimmt wieder selbstständig die Aktivitäten des täglichen Lebens →Je nach Bewusstseinslage Förderung ihrer individuellen Ressourcen
- Frau Engel ist wieder mobil →Je nach Bewusstseinslage bei der Mobilisation unterstützen, zur Selbstständigkeit auffordern
- Frau Engel erkennt die Wichtigkeit ihrer Mithilfe bei der Therapie → Information bezüglich des Zusammenhangs zwischen Ernährung, Medikamenteneinnahme und Blutzuckerentgleisung.

Register

α- Blocker 106
α-Glukosidasehemmer 168
α-Sympathomimetika 58
$β_2$-Sympathomimetika 140
β-Blocker 61, 106, 115, 127
β-Lactamasen 181
β-Laktam-Antibiotika 186
β-Sympathomimetika 58, 117

A
Abführmittel 151
Abführmittel, hydragoge 152
ACE-Hemmer 108, 123
Acetylcholin 50
Adiuretin 101
Adrenalin 51
Aerosole 14
Agonismus 27
Aldosteron 101
Aldosteron-Antagonisten 104, 158
Alkaloide 195
Alkylanzien 194
allergische Reaktionen 35
Aminoglykoside 183
Amphetamine 79
Analgesie 40
Analgetika 39, 41
Analgetika, nicht-opioide 42
Anästhetika 89
Androgene 163
Angina Pectoris 119
Antagonismus 28
Antazida 147
Antianginosa 119
Antiarrhythmika 114, 117
Antiasthmatika 137
Antibiotika 149, 179, 196
Anticholinergika 87
Antidepressiva 75
Antidiabetika 165, 168
Antidiarrhoika 150
Antiemetika 145
Antiepileptika 81
Antifibrinolytika 135
Antihypertensiva 105
Antiinfektiva 179
Antikoagulanzien 130
Antikonvulsiva 81, 84
Antikonzeptiva 173
Anti-Leukotriene 139
Antimetabolite 194
Antimykotika 191
Antiparkinsonmittel 85
Antiphlogistika 138
Antirheumatika, nichtsteroidale 44
Antisympathotonika 62
Antituberkulotika 188
Antitussiva 144
Apotheke 5
Apothekenpflicht 6
Apothekenwesen 5

Applikation 18
Applikation, enterale 18
Applikation, lokale 18
Applikation, orale 18
Applikation, parenterale 19
Applikation, rektale 19
Applikationsarten 18
Arzneienkennzeichnung 5
Arzneimittel 3
Arzneimittelabgabe 6
Arzneimittelformen 14
Arzneimittelnebenwirkungen 35
Arzneimittelrecht 3
Arzneimittelschäden 8
Arzneimittelzulassung 7
Arzneistoff 1
Ausscheidung 25

B
Barbiturate 82
Benzodiazepine 66, 72, 81
Betäubungsmittel 8
Betäubungsmittelgesetz 8
Betäubungsmittelverschreibung 9
Biguanide 168
Biotransformation 25
Blutgerinnung 129
Bluttransfusionen 203
Blutzubereitungen 4
Breitspektrumantibiotika 183
Broncholytika 140
BtM-Rezept 9
Butyrophenone 74

C
Carbapeneme 186
Carboanhydrase-Hemmer 102
Cephalosporine 182
Charge 1, 4
Chemotherapeutika 179, 182
Chloramphenicole 187
Chronopharmakologie 32
Codein 144
Coffein 80
Co-Trimoxazol 183
Cremes 15, 206
Cumarinderivate 131

D
Depotpräparate 175
Depotinsuline 167
Dermatika 157, 205
Diabetes 165
Diarrhöe 150
Digitalisvergiftung 126
Digitoxin 125
Digoxin 125
Diuretika 99, 110, 127
Diuretika, kaliumsparende 104
Diuretika, osmotische 102
Dobutamin 128
Dopamin 51, 85, 128

Dopaminagonisten 86
Dosierung 29
Dosierungsintervall 30
Dosis-Wirkungs-Beziehung 30
Dragees 16
Drei-Monats-Spritze 175
Durchfall 150

E
Einphasenpräparate 174
Eiweißbindungsfähigkeit 24
Elektrolyte 150, 199
Elimination 25
Embryopathien 36
Empfängnisverhütung 173
Emulsion 15, 206
Enzyminduktion 25
Erhaltungsdosis 30
Erregungsübertragung 52
Exkretion 25
Expektoranzien 143

F
Fertigarzneimittel 4
Fetopathien 37
Fibrinolytika 133
Filmtabletten 16
First-Pass-Effekt 19
follikelstimulierendes Hormon 173

G
GABA 51
Gase 14
Gebrauchsinformation 5
Gele 15
Gestagene 163, 173
Gewebeschranken 24
Gewöhnung 31
Glinide 168
Glukokortikoide 139, 155
Glutaminsäure 51
Gonadotropin-Releasing-Hormon 173
Granulate 15
Grundlagen 205
Gyrasehemmer 187

H
H_1-Antihistaminika 68, 145
H_2-Rezeptorenblocker 148
Hämostase 129
Harnbildung 99
Heparin 130
Herzglykoside 124
Herzinsuffizienz 123
Hormone 155, 197
Humaninsuline 167
Hydantoine 83
Hypertonie 105
Hypnotika 65
Hypotonie 57

I
Imidazopyridine 67
Impfstoffe 4
Informationsübertragung 50
Infusionslösungen 201
Infusionstherapie 199
Inhalationsnarkotika 89
Initialdosis 30
Injektion, intraarterielle 20
Injektion, intramuskuläre 20
Injektion, intrathekale 20
Injektion, intravenöse 19
Injektionsnarkotika 90
Injektion, subcutane 21
Inkretinverstärker 168
Insulinanaloga 167
Insuline 165, 166
Insulinsensitizer 168

J
Jodid 161

K
Kaliumantagonisten 115
Kalziumantagonisten 108, 116
Kapseln 16
Katecholamine 128
Kennzeichnungspflicht 5
Koma, diabetisches 170
Koma, hyperglykämisches 170
Kombinationspräparate 174
Kompartimente 23
Kontrazeptiva 173
Koronartherapeutika 119
Kortikoide 155
Kortisol 155
Krampfanfall 81
Krampfschwelle 81
Kumulation 24

L
Lachgas 89
Laxanzien 151
Laxanzien, osmotische 152
Lincosamine 185
Lithium-Salze 78
Lokalanästhetika 90
Loperamid 150
Lösung 14
luteinisierendes Hormon 173

M
Magen-Darm-Therapeutika 145
Magenschutzmittel 146
Makrolid-Antibiotika 185
MAO-Hemmstoffe 76
Mengenbezeichnungen 30
Metabolismus 25
Methylxanthine 80
Mineralkortikoide 101, 158
Minipille 175
Mitosehemmstoffe 195
Morphin 46
Mukolytika 143
Muskelrelaxanzien 95

N
Narkotika 89
Natriumkanalblocker 114
Nebenwirkungen, toxische 35
Nervensystem 49
Neuraminidase-Hemmer 190
Neuroleptika 73
Neurotransmitter 50
Nitrate 120
NMDA-Antagonisten 88
Noradrenalin 51, 55
Nukleosidanaloga 190

O
Obstipation 151
Obstruktion 137
On-Off-Phänomen 86
Opioid-Analgetika 46
Opiumtinktur 150
Organanlage 37
Organogenese 37
Östrogene 163, 173
Ovulationshemmer 174

P
Pankreasfermente 149
Paracetamol 43
Parasympathikus 49
Parasympatholytika 54, 94, 117, 140
Parasympathomimetika 52
parenterale Ernährung 202
Pasten 15, 206
Penicilline 180
Perchlorat 160
Pharmakawirkungen 27
Pharmakodynamik 1, 27
Pharmakokinetik 1, 17
Pharmakon 4
Phenazone 43
Phenothiazine 73
Phospodiesterase-Hemmer 128
Placebotherapie 14
Postkoitalpille 175
Progesteron 163
Prokinetika 146
Protonenpumpenhemmer 148
Psychoanaleptika 79
Psychopharmaka 71
Psychostimulanzien 79
Puder 206
Pulver 15
Purin-Antagonisten 195
Pyrimidin-Antagonisten 195

Q
Quellstoffe 151

R
radioaktive Substanzen 198
Renin-Angiotensin-System 108
Resistenz 180
Resorption 22
Resorptionsgeschwindigkeit 22
Resorptionsmechanismen 22
Restriktion 137

Reverse Transkriptase-Hemmer 190
Rhythmusstörungen 113

S
Salben 15, 206
Salicylsäure 42
Salzsäure 146
Säure-Basen-Haushalt 202
Schilddrüsenhormone 159, 161
Schlafmittel 65
Schlafstörungen 65
Schlaf-Wachrhythmus 65
Schleifendiuretika 103
Schmerzentstehung 39
Schmerzlinderung 40
Schmerzqualitäten 39
Schock, anaphylaktischer 35
Schock, hypoglykämischer 170
Schwangerschaft 36
Schwellendosis 31
Sedativa 65
Sekretolytika 143
Sekretomotorika 144
Sera 4
Serotonin 51, 77
Serotoninantagonisten 145
Sexualhormone 162
Spasmolytika 93
Spasmolytika, muskulotrope 94
Steroide 155
Stillzeit 37
Stoffwechselentgleisung 169
Stufenpräparate 174
Substitutionstherapie 13
Sulfonamide 182
Sulfonylharnstoffe 168
Suppositorien 16
Suspension 15, 206
Sympathikus 49
Sympatholytika, direkte 60, 106
Sympatholytika, indirekte 62, 106
Sympathomimetika, direkte 57
Sympathomimetika, indirekte 59
Synergismus 33

T
Tabletten 15
Tachyphylaxie 32
Teratogene 36
Testosteron 163
Tetracycline 184
Thalidomid 36
Theophyllin 141
therapeutische Breite 31, 141
Therapieformen 13
Therapie, kausale 13
Therapie, symptomatische 13
Thiazide 103
Thiazole 68
Thromboseprophylaxe 130
Thrombozytenaggregationshemmer 132
Thymoanaleptika 75
Thymoleptika 75

Thyreostatika 159, 160
Toleranzentwicklung 31
Tranquillantien 71
Trimethoprim 182, 183

V
Vaginalring 175
Valproinsäure 83
Vasodilatatoren 107

Vaughan-Williams 114
Verschreibungspflicht 6
Verteilung 23
Verteilungsräume 23
Virustatika 189

W
Wechselwirkungen 26, 32
Wirksamkeit 17

Wirkstoff 1
Wirkstoffe, hydrophile 24
Wirkstoffe, lipophile 24

Z
Zäpfchen 16
Zweiphasenpräparate 174
Zytostatika 193

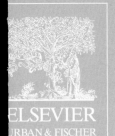

Damit packen Sie die Prüfung spielend!

tellen Sie in Ihrer
hhandlung oder
er
w.elsevier.de bzw.
tellung@elsevier.de

(0 70 71) 93 53 14
(0 70 71) 93 53 24

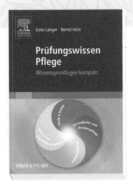

2007. 384 S., kt.
ISBN 978-3-437-28360-4

Langer, G. / Hein, B.
Prüfungswissen Pflege

Zu viele Bücher vor der Nase und eigentlich viel zu wenig Zeit?
Wenn die Zeit nicht mehr reicht um die großen Lehrbücher zu wälzen, wird dieses kompakte Kurzlehrbuch zum Rettungsanker!

Die Pluspunkte:
- Übersichtlich zusammengefasst, bietet es alle relevanten Informationen
- Zahllose Wiederholungsfragen, Eselsbrücken und Platz für Notizen

Für wen?
- (Last minute-) Prüfungsvorbereitung für SchülerInnen der Gesundheits- und Krankenpflege

---

Frage-Antwort-Karten, Lückentexte, Platz für eigene Notizen und Abbildungen helfen Ihnen beim Wiederholen.
Mit diesen Karteikarten erarbeiten Sie sich schnell die wichtigsten Fakten – ideal auch für unterwegs.

Die Pluspunkte:
- Frage-Antwort-Karten, verschiedene Aufgaben
- Platz für eigene Notizen
- Über 40 Abbildungen

Für wen?
- Prüfungsvorbereitung für SchülerInnen der Gesundheits- und Krankenpflege und andere Gesundheitsfachberufe

ww.elsevier.de

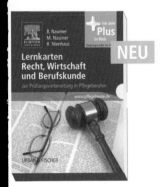

    www.pflegeheute.de

Naumer, B. / Naumer, M. /
Nienhaus, R.
**Lernkarten
Recht, Wirtschaft
und Berufskunde**
2009. Ca. 352 S.,
Karteikarten im Schuber
ISBN 978-3-437-28470-0

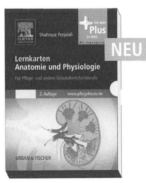

     www.pflegeheute.de

Porjalali, S.
**Lernkarten Anatomie
und Physiologie**
2. Aufl. 2008. 384 S.,
Karteikarten im Schuber
ISBN 978-3-437-26004-9

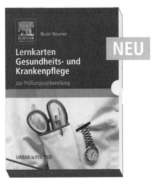

Naumer, B.
**Lernkarten
Gesundheits-
und Krankenpflege**
2008. 384 S.,
Karteikarten im Schuber
ISBN 978-3-437-28210-2

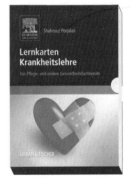

Porjalali, S.
**Lernkarten
Krankheitslehre**
2007. 384 S.,
Karteikarten im Schuber
ISBN 978-3-437-28070-2

Weitere Informationen und Preise
finden Sie unter www.elsevier.de/pflege

Irrtümer vorbehalten. Stand 10/2008.

Fachliteratur Pflegeberufe
Wissen was dahinter steckt. Elsevier.

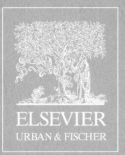

www.elsevier.de/pflege

Bestellen Sie in Ihrer Buchhandlung oder unter www.elsevier.de bzw. bestellung@elsevier.de

Tel. (0 70 71) 93 53 14
Fax (0 70 71) 93 53 24

www.elsevier.de

Nauerth, A. / Bonse-Rohmann, M. / Hüntelmann, I. / Raschper, P. (Hrsg.)

Endspurt Pflege
Schriftliche Abschlussprüfung Tag 1 – Themenbereich 1
Schriftliche Abschlussprüfung Tag 2 – Themenbereich 2
Schriftliche Abschlussprüfung Tag 3 – Themenbereiche 6 und 7
Mündliche Abschlussprüfung – Themenbereiche 3, 8, 10 und 12

Die einzelnen Bände orientieren sich an der Umsetzung der Abschlussprüfungen und Originalklausuren. Situationen aus unterschiedlichen pflegerischen Handlungsfeldern stehen im Mittelpunkt und werden – kombiniert mit Fragen und Lösungsvorschlägen – aufbereitet.

Die Pluspunkte:
- Gliederung anhand der aktuellen Ausbildungs- und Prüfungsverordnung!
- 20 Fallbeispiele aus unterschiedlichen Bereichen (z.B. ambulante Pflege)

Für wen?
- Prüfungsvorbereitung für SchülerInnen der Gesundheits- und Krankenpflege

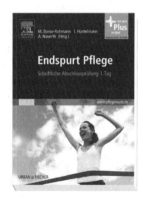 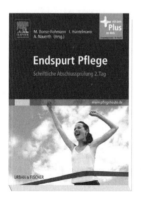 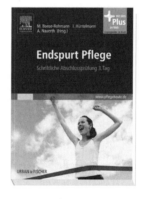 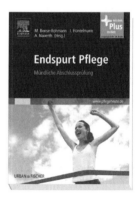

Tag 1: 2009. Ca. 192 S., 17 farb. Abb., 10 Tab., kt. ISBN 978-3-437-28400-7

Tag 2: 2009. Ca. 192 S., 15 farb. Abb., kt. ISBN 978-3-437-28405-2

Tag 3: 2009. Ca. 192 S., 10 farb. Abb., kt. ISBN 978-3-437-28410-6

Mündl.: 2009. Ca. 272 S., 20 farb. Abb., kt. ISBN 978-3-437-28415-1

@ Weitere Informationen und Preise finden Sie unter www.elsevier.de/pflege

Fachliteratur Pflegeberufe
Wissen was dahinter steckt. Elsevier.